医学专家聊健康热点（复旦大健康科普）丛书

总策划　复旦大学医学科普研究所

总主编　樊　嘉　院士　董　健　所长

国家出版基金项目
NATIONAL PUBLICATION FOUNDATION

儿科专家

聊健康热点

王　艺　徐　虹　王达辉
（主　编）

U0195822

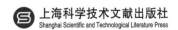

上海科学技术文献出版社
Shanghai Scientific and Technological Literature Press

图书在版编目（CIP）数据

儿科专家聊健康热点 / 王艺，徐虹，王达辉主编 . —上海：上海科学技术文献出版社，2024

（医学专家聊健康热点 . 复旦大健康科普丛书 / 樊嘉，董健主编）

ISBN 978-7-5439-9053-1

Ⅰ．①儿⋯ Ⅱ．①王⋯②徐⋯③王⋯ Ⅲ．①小儿疾病—防治 Ⅳ．① R72

中国国家版本馆 CIP 数据核字（2024）第 075575 号

书稿统筹：张　树
责任编辑：王　珺
封面设计：留白文化

儿科专家聊健康热点

ERKE ZHUANJIA LIAO JIANKANG REDIAN

王艺　徐虹　王达辉　主编
出版发行：上海科学技术文献出版社
地　　址：上海市淮海中路 1329 号 4 楼
邮政编码：200031
经　　销：全国新华书店
印　　刷：商务印书馆上海印刷有限公司
开　　本：720mm×1000mm　1/16
印　　张：15.25
字　　数：191 000
版　　次：2024 年 7 月第 1 版　2024 年 7 月第 1 次印刷
书　　号：ISBN 978-7-5439-9053-1
定　　价：68.00 元

http://www.sstlp.com

丛书编委员

总主编：樊　嘉（中国科学院院士、复旦大学附属中山医院院长）

董　健（复旦大学医学科普研究所所长、复旦大学附属中山医院骨科主任）

编委会委员（按照姓氏笔画排序）：

丁　红　丁小强　马晓生　王　艺　王小钦　王达辉　王春生

亓发芝　毛　颖　仓　静　任芸芸　华克勤　刘天舒　刘景芳

江孙芳　孙建琴　孙益红　李　娟　李小英　李益明　杨　震

吴　炅　吴　毅　余优成　汪　昕　沈锡中　宋元林　张　颖

陈　华　陈海泉　林　红　季建林　周　俭　周平红　周行涛

郑拥军　项蕾红　施国伟　姜　红　洪　维　顾建英　钱菊英

徐　虹　徐辉雄　高　键　郭剑明　阎作勤　梁晓华　程蕾蕾

虞　莹　臧荣余　漆祎鸣　谭黎杰

本书编委会

主　编：王　艺　徐　虹　王达辉

副主编：奚晓蕾　王佳俊

编　者（按照姓氏笔画排序）：

丁　强	丁　磊	王立波	王达辉	王作鹏	王定美	王素娟
王榴慧	王慧娴	王燕娜	计晓露	朱大倩	朱孟欣	朱燕凤
华海梅	刘　晴	刘百慧	刘翔琪	孙　利	牟　凡	李　仪
李西华	李春培	李奕潔	李梦瑶	李淑涓	李智平	杨晨皓
时毓民	吴　丹	宋　君	张宋春媛	张　澜	张明智	
张慧敏	陆国平	陆爱珍	陈文霞	郁莉斐	和婧伟	季福婷
周　颖	郑　锋	郑继翠	郑章乾	赵永信	胡纯纯	钟海军
俞　建	饶　佳	杜宣瑾	袁　皓	夏　天	夏　莉	钱　甜
钱葛平	倪雯婕	倪锦文	倪　燕	徐　秀	徐　虹	徐　锦
徐昱璐	黄　瑛	黄　鹏	黄国英	黄剑峰	龚晓妍	董晨彬
董　瑞	景延辉	程　晔	储　晨	曾　玫	雷　英	解鲁璐
蔡春慧	翟晓文	薛　萍	魏　佳			

总序

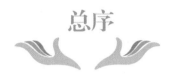

  上海医学院创建于 1927 年，是中国人创办的第一所"国立"大学医学院，颜福庆出任首任院长。颜福庆院长是著名的公共卫生专家，还是中华医学会的创始人之一，他在《中华医学会宣言书》中指出，医学会的宗旨之一，就是"普及医学卫生"。上海医学院为中国医务界培养了一大批栋梁之材，1952 年更名为上海第一医学院。1956 年，国家评定了首批，也是唯一一批一级教授，上海第一医学院入选了 16 人，仅次于北京大学，在全国医学院校中也是绝无仅有。1985 年医学院更名为上海医科大学。2000 年，复旦大学与上海医科大学合并组建成复旦大学上海医学院。历史的变迁，没有阻断"上医"人"普及医学卫生"的理念和精神，各家附属医院身体力行，努力打造健康科普文化，形成了很多各具特色的科普品牌。

  随着社会的发展，生活方式的改变，传统的医疗模式也逐渐向"防、治、养"模式转变。2016 年，习近平主席在全国卫生与健康大会上强调"要倡导健康文明的生活方式，树立大卫生、大健康的观念，把以治病为中心转变为以人民健康为中心"。自此，大健康的概念在中国普及。所谓"大健康"，就是围绕人的衣食住行、生老病死，对生命实施全程、全面、全要素地呵护，是既追求个体生理、身体健康，也追求心理、精神等各方面健康的过程。"大健康"比

"健康"的范畴更加广泛，更加强调全局性和全周期性，需要大众与医学工作者一起参与到自身的健康管理中来。党的二十大报告提出"加强国家科普能力建设"，推进"健康中国"建设，"把人民健康放在优先发展的战略地位"，而"健康中国"建设离不开全民健康素养的提升。《人民日报》发文指出，医生应把健康教育与治病救人摆在同样重要的位置。健康科普的必要性不言而喻，新时期的医生应该是"一岗双责"，一边做医疗业务，同时也要做健康教育，将正确的防病治病理念和健康教育传播给社会公众。

为此，2018年12月26日，国内首个医学科普研究所——复旦大学医学科普研究所在复旦大学附属中山医院成立。该研究所由国家科技进步二等奖获得者董健教授任所长，联合复旦大学各附属医院、基础医学院、公共卫生学院、新闻学院等搭建了我国医学科普的专业研究平台，整合医学、传媒等各界智慧与资源，进行医学科普创作、学术研究，并进行医学科普学术咨询和提交政策建议、制定相关行业规范，及时发布权威医学信息，打假网络医学健康"毒鸡汤"，改变网络上的医疗和健康信息鱼龙混杂让老百姓无所适从的状况，切实满足人民群众对医学健康知识的需求，这无疑是对"上医精神"的良好传承。

为了贯彻执行"大健康"理念和建设"健康中国"，由复旦大学医学科普研究所牵头发起，组织复旦大学上海医学院各大附属医院的专家按身体系统和"大专科"的分类编写了这套"医学专家聊健康热点（复旦大健康科普）丛书"，打破了以往按某一专科为核心的科普书籍编写模式。比如，将神经、心脏、胃肠消化、呼吸系统的科普内容整合，不再细分内外科，还增加了肿瘤防治、皮肤美容等时下大众关注的热门健康知识。本丛书共有18本分册，基本涵盖了衣食住行、生老病死等全生命周期健康科普知识，也关注心理和精神等方面的健康。每个分册的主编均为复旦大学各附属医院著名教授，都是各专业的领军人物，从而保证了内容的权威性和科学性。

　　丛书中每个小标题即是一个大众关心的医学话题或者小知识，这些内容精选于近年来在复旦大学医学科普研究所、各附属医院自媒体平台上发表的推文，标题和内容都经过反复斟酌讨论，力求简单易懂，兼具科学性和趣味性，希望能向大众传达全面、准确的健康科普知识，提高大众科学素养和健康水平，助力"健康中国"行动。

樊嘉

中国科学院院士

复旦大学附属中山医院院长

董健

复旦大学医学科普研究所所长

复旦大学附属中山医院骨科主任

前言

　　"医学专家聊健康热点（复旦大健康科普）"丛书之儿科分册是由全国知名的国家儿童医学中心——复旦大学附属儿科医院的几十位临床及科普专家共同编写而成，其中不乏活跃在上海乃至全国健康科普一线的青年医务人员。

　　儿童健康是全民健康的重要基础，是经济发展的重要保障，是社会文明与进步的重要体现。我国儿童健康工作已转向高质量发展阶段，人民群众对儿童医疗保健服务呈现多样化和差异化需求，这对我国儿童健康事业发展提出了新要求。因此，编写原创儿童健康科普读物，并向家长推出关于儿童健康知识和健康理念的大众科普类图书成为我们儿科专家义不容辞的责任。

　　《中国儿童发展纲要（2021—2030年）》（以下简称"新儿纲"）在"儿童与健康"领域提到了当前我国儿童面临的突出健康问题，本书便是以这些健康问题作为儿科专家聊健康热点的内容，教育引导父母和其他监护人落实抚养、教育、保护责任，树立科学育儿理念，掌握科学育儿方法，这是我们儿科分册的主旨理念。"新儿纲"在"儿童与家庭"这一全新的儿童优先发展领域，提出家庭是人生的第一所学校，家长是孩子的第一任老师，要给孩子讲好"人生第一课"。广大医务人员还有孩子父母都要因地制宜地科学宣讲儿童健康安全知识，为我国儿童提供全方位保护，确保儿童平安健康成长，这也是本书出版的意义所在。

为使这本书更加适合育儿家长的健康需求，保障儿童健康安全成长，本书主编及相关工作人员多次组织儿科临床及儿童健康科普传播等相关领域专家精心编写，力求精益求精，以通俗易懂的语言，深入浅出地讲解，集文字、图片和视频于一书，终成此部儿童健康科普宝典。本书具有科学性、先进性、指导性和普及性等鲜明特点。全书收录婴幼儿照护、儿童各大系统生长发育、意外伤害预防、心理呵护、科学保健、合理用药以及新冠感染等7大方面23部分82个儿童相关的健康热点话题，凝聚了诸多儿科专家丰富的临床知识和真实的切身经验、辛勤的付出以及对儿童健康的关爱。

此书特别贡献给那些为孩子生长发育过程中遇到一些问题而焦头烂额的父母，尤其是新手爸妈。希望此书能帮助广大家庭和孩子父母获得高质量、普惠性的儿童家庭健康教育知识，提升儿童健康管理、治理能力和水平，让我们共同为儿童身心健康成长与德智体美劳全面发展提供重要保障。

王艺

复旦大学附属儿科医院院长，神经内科学科带头人

徐虹

复旦大学附属儿科医院原党委书记
复旦大学附属儿科医院肾脏科和风湿科学科带头人

王达辉

复旦大学附属儿科医院骨科主任

2024 年 5 月

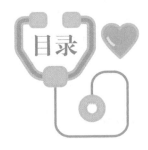

儿童生长发育热点问题

意外伤害预防热点问题

儿童心理呵护热点问题

No. 1656814

处方笺

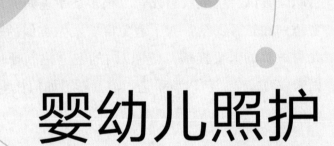

婴幼儿照护
热点问题

医师：_____

临床名医的心血之作……

宝宝应该怎么睡？趴着睡觉安全吗？

一位新手妈妈根据育儿课程的指导，让自家 3 个月大的婴儿进行趴睡尝试，宝宝窒息死亡。很多新手爸妈开始心里忐忑：宝宝趴着睡到底是否安全？为了避免再次发生类似的悲剧，复旦大学附属儿科医院的医生提醒，1 岁以内的宝宝控制呼吸和觉醒的大脑功能尚未发育完全，所以新手爸妈需要学习如何让宝宝安全睡觉。

选择仰卧还是俯卧？

2017 年国家卫生和计划生育委员会（现改名为中华人民共和国国家卫生健康委员会）发布的《0 岁 ~5 岁儿童睡眠卫生指南》里明确指出，1 岁之前孩子"宜仰卧位睡眠，不宜俯卧位睡眠，直至婴幼儿可以自行变换睡眠姿势"。

儿科医生介绍，趴睡，也就是俯卧位，一般是针对呼吸系统不好的婴儿，通过这种方法可以提高氧合，改善通气，增加胸部运动的同步性，减少呼吸暂停的发生。但俯卧位是一种非常规的体位，并不适合每个婴儿。"对一部分初生婴儿来说，趴睡可以带来安全感，如果是出院回家的孩子，我们会告诫家属必须要在旁人监护的条件下趴睡，因为这有导致窒息的风险。"

同床共枕还是独立一间?

一般建议宝宝和爸爸妈妈同房睡,但是不建议一起睡大床,厚被褥以及熟睡的大人翻身时不小心压到宝宝会使宝宝呼吸不畅,甚至引发窒息的风险,既往也有新闻报道过类似案例。

宝宝哭闹要理吗?

儿科医生建议新手爸妈对于宝宝睡眠的哭闹不要置之不理。睡前哭,可以哄睡后放到其独立的小床上,也可以使用安抚奶嘴,但不建议在宝宝睡熟后继续使用或者将安抚奶嘴挂在脖子上。

睡眠中宝宝哭闹,要及时查看,因为持续哭喊产生的眼泪和鼻涕等会引起宝宝呼吸困难。睡眠中即使孩子不哭闹,也应隔一段时间看看宝宝,确保宝宝睡眠环境安全,同时也可以缓解宝宝和新手父母的焦虑。

其他需要了解的睡眠安全操作

(1)婴儿床:有3C认证的合格产品;床栅栏需放好;"安全床围"慎用,因为一旦床围脱离床沿倒下压住孩子口鼻,容易引起窒息;床垫宜韧不宜软,松软的床垫可能会使孩子陷入其中,引发窒息。

(2)玩具:婴儿床上不建议悬挂饰品,不建议放置毛绒玩具等,因为饰品掉落和毛绒玩具等容易掩住孩子口鼻引起窒息。

(3)睡眠衣物应适宜,不宜"紧"与"多":孩子睡眠过程中,注意调整室内温度,切记不要给宝宝穿太多、太紧的衣物,这很容易引起呼吸不畅。可以使用婴儿睡袋。如有盖被子不宜超过颈部,不要遮盖口鼻。

最后解答一下新手爸妈关心的问题:宝宝一直仰卧,头会不会睡扁平?不要紧张,宝宝除了睡眠,一天当中清醒的时间也不少,利用这个时间，跟宝宝玩玩俯卧的游戏，利于孩子头部和颈部发育，当然最重要的是爸妈在孩子俯卧时不要开小差，要密切观察陪伴孩子。

睡眠无小事，安全是大事。儿科医生在此提醒新手爸妈们，网络上各类育儿信息质量参差不齐、鱼龙混杂，大家要关注信息来源机构的资质，注意甄别！

（薛萍　刘百慧　刘翔琪　李淑涓）

宝宝夜间哭闹怎么办？

　　不足 1 岁的小宝宝不会用语言表达，大多采用哭闹等方式引起大人的注意，因此经常会出现婴儿夜晚哭闹不止的情况，宝爸宝妈们为此头疼不已。在这里，我们跟家长聊一聊婴儿夜间哭闹的常见原因及应对措施，告诉大家哪些情况下是自己在家里就可以简单处理，哪些是需要到医院就诊。

　　（1）饥饿：母乳喂养是按需喂养，且母乳易消化，一般 2~3 小时需要哺乳一次，奶粉喂养则可 3~4 小时一次。如果宝宝夜间哭闹，可以先看下时间，判断是不是到喂奶时间了；也可以用手指轻触宝宝两侧脸颊，如果宝宝表现出张嘴、迅速将头偏转至触碰面等寻找食物的动作，那很有可能就是宝宝饿了，需要喂奶了。

　　（2）尿不湿引起的不适：宝宝的皮肤非常的娇嫩、敏感，如果长时间穿着尿不湿，小屁股处在闷热潮湿的环境中，再加上大小便等排泄物的刺激，也会引起宝宝的不适，哭闹不止。家长要打开宝宝的尿不湿检查一下是否有尿液过多或者大便，有的话要及时更换尿布；还要检查一下宝宝的屁股皮肤红不红，如果宝宝屁股红甚至皮肤溃烂，因为疼痛而哭闹不止，就需要到医院就诊。

　　（3）环境嘈杂：环境太嘈杂会造成宝宝紧张，如果白天宝宝受到了惊吓，夜晚也会啼哭。白天注意不要惊吓宝宝，夜晚要给宝宝营造一个安静的睡眠环境，不要让太多人吵到宝宝。

（4）太冷或太热：宝宝的体温与成人是接近的，室内温度一般保持在 25~26℃为宜。半夜宝宝哭闹时，检查下宝宝是否踢掉了被子或者被子盖得太厚，适当地添减衣物，以免宝宝感觉太冷或者太热。

（5）长乳牙：一般婴儿 5~6 个月就开始长乳牙了，部分宝宝会有所谓的"出牙痛"。出牙期我们可以给宝宝咬一些磨牙棒，磨磨牙。同时，也要注意清洁宝宝的口腔，以免出现牙龈炎等口腔炎症。家长需要注意宝宝脸颊、下巴是否有口水引起的红疹，牙龈是否有肿大及触痛，是否伴有发热。必要时需要至口腔科就诊，检查一下宝宝的牙齿。

（6）发热：宝宝正常的体温在腋窝处为 36.5~37.4℃之间。如果宝宝有发热，但体温没有超过 38.5℃，且精神好，无明显不适，可以多喝温开水，排尿散热，解松衣服散热，每小时测量体温。如果宝宝体温超过 38.5℃，可以给予退热药物降温，以免体温过高引起高热惊厥。如果宝宝一直处于低热和反复发热或者伴有其他症状，需要及时就医。

宝宝如果出现爱哭闹、拒食、口水多，但又没有其他症状，多半是宝宝喉咙出了问题，应及时带到医院检查有无喉咙红肿、疱疹，宝宝也会因为喉咙痛而哭闹不止。

（7）呼吸不畅：感冒的宝宝一般会伴有鼻塞、流涕。如果有鼻涕、鼻痂，会堵塞宝宝的鼻腔，从而引起哭闹。可以给宝宝服用药物，减少鼻黏膜的分泌物（特别提醒：如果宝宝没有发热的话，尽量不要选择含有退热成分的感冒药如布洛芬、对乙酰氨基酚），也可以用沾了温水的棉签或者洗鼻器清理宝宝的鼻腔，软化鼻痂，使宝宝呼吸通畅，改善睡眠。患有呼吸道感染疾病的宝宝如果出现咳嗽、喘息，也会引起烦躁哭闹，需要到医院就诊，必要时遵医嘱服用一些药物。

（8）胃肠道不适：宝宝除了胃容量小之外，消化系统功能也没有发育完善，容易出现腹泻、便秘、胀气等不适，平时应注意合理喂养，对于添加辅食的宝宝应注意尽量避免食用寒凉、热气以及不容易消化的食物。如果症状明显或持续时间久，需要到医院就诊。宝宝哭闹厉害时会吸进很多空气，这时如果喂奶可能会引起胀气从而导致吐奶。建议宝爸宝妈们可以帮宝宝顺时针按摩肚子 5 分钟，或者于宝宝肚脐处给予轻微压力，可以让宝宝很快安稳下来。平时建议家长注意喂养方式，喂奶的时候让宝宝含住整个乳晕，不要吸进过多的空气，如果是奶瓶喂养，让奶水充满瓶口，空气上浮；不过，宝宝喝奶时吸入空气是无法避免的，所以一定要拍嗝。症状得到缓解后可以继续观察，如果宝宝仍哭闹得厉害，需要到医院就诊，遵医嘱服用一些肠道益生菌调理肠胃，或者西甲硅胶油等缓解腹部胀气，有的则需要拍腹部平片或做腹部 B 超检查，排除肠梗阻、肠套叠等疾病。

（9）缺钙：宝宝经常夜间哭闹，还要小心是否因为缺乏维生素 D 引起钙磷代谢紊乱，从而导致佝偻病。佝偻病的早期由于血钙降低，非特异性神经兴奋性增高，宝宝会表现为易激惹、烦躁、夜惊、夜哭、多汗。有的宝宝出汗多，头反复蹭枕头容易出现枕秃。因此家长要给宝宝及时补充含钙丰富的食物，还需添加鱼肝油促进钙吸收，白天要多晒太阳。但要注意婴儿处在生长发育的快速阶段，新陈代谢比较旺盛，加上宝宝皮肤中的水分含量多，微血管分布广泛，且神经系统发育也没有完善，对冷热的调节能力比较差，所以温度稍有变化就容易出汗，因此宝宝出汗多并不一定就是缺钙的表现。高度怀疑佝偻病的，需要到医院进行抽血化验以及骨骼 X 线检查。

（10）疝气：是一种婴儿常见的先天性疾病，主要包括腹股沟疝和脐疝两种。从外观看，患儿大腿根部、阴囊处或脐部会出现时有时无、时大时小的包块。在宝宝用力哭闹、排便或是咳嗽时，腹内压增高，较容易出现这种包块。1岁以内的小儿腹股沟疝和脐疝有自愈的可能，如果患儿平卧或哭闹等停止后，疝气自行回缩或大人用手按压后可消失，可以先观察。但如果宝宝哭闹不止，要注意是否疝入的肠管等被卡住不能还纳，这种情况的宝宝需要立即送至医院儿外科就诊，否则可能出现肠管嵌顿、绞窄、梗阻，如果嵌顿时间过长，则可能造成肠坏死，危及生命。

（11）情绪问题：宝宝的神经系统还没有发育完善。如果宝宝没有任何不适，吃奶、大小便以及体重增长检查指标都正常，那么宝宝哭闹不止很有可能是情绪问题，他可能在通过哭声提醒大人，他需要大人们的关注和安抚。家长可以学着给宝宝做抚触，可以轻轻按摩他的脸蛋、肩膀、背部、手掌、脚底等部位，用充满爱的抚摸让宝宝安静下来，帮助他舒缓紧张不安的情绪。

宝宝们没有无缘无故的哭闹，各位宝爸宝妈们还是要认真、正确地处理，这样宝宝才会笑口常开。

（新生儿科）

孩子睡觉为啥爱出汗？哪些情况属异常？

思思现在 18 个月，长得聪明伶俐，人见人爱。她不仅能走会跑，还会爬楼梯，会开口叫"妈妈、爸爸"，小嘴整天不停闲，嘟嘟囔囔说着只有她自己才能明白的语言。每次去保健门诊检查，医师都夸她长得好，生长发育各方面都相当不错。但思思每天晚上睡觉都是满头大汗，尤其是在刚睡下那会儿。这让妈妈非常担心，会不会是体内缺少什么营养成分而造成的？

思思妈妈担心的睡觉出汗问题，是在儿童保健门诊中常见的养育问题之一。像思思这样，在睡下后 1~2 小时内大量出汗，甚至将睡衣湿透，属于正常的出汗现象。那为什么孩子会这样容易出汗呢？这主要是和孩子本身的特点有关。孩子天性好动、精力旺盛，不管是尚未走路的宝宝还是满地乱跑的孩子，只要不是在睡眠状态，他们基本上是不闲着，不会走的宝宝喜欢伸手蹬脚、翻来覆去，在妈妈怀里还会扭来扭去；会走的更是走来跑去、爬上爬下、翻箱倒柜。这样的运动量使机体产生很多的热量，一旦宝宝开始进入睡眠，体内各个系统都静息下来了，但积聚在体内的这些热量还没有散发出去，此时就以出汗的方式将这些多余的热量散发出来。绝大多数的宝宝睡觉出汗属于这种情况，睡下去头 1~2 小时满头大汗，但等这阵汗出完以后，接下去的睡眠过程基本上就不出汗了。但爸爸妈妈应该注意宝宝刚睡下时不要给孩子盖很厚的被子，对出汗多的宝宝还可以在其脑后及背后垫个干爽的毛巾，等这身汗出过，抽掉汗湿的毛巾，然后再盖上适当的被子。要知道被子盖得过厚，也会让宝宝睡眠不安、踢被子。

但是，以下两种情况就属于异常了。一种情况是，有些宝宝是早产儿，或出生时比较瘦，或出生后没有及时补充维生素 D、给予充足的阳光照射，因宝宝体内维生素 D 缺乏而导致维生素 D 缺乏性佝偻病。这类宝宝表现为爱出虚汗，动不动就出汗，而且这个出汗现象和睡眠时间没有什么联系。还有一种情况是，宝宝睡到半夜会全身出汗，而在睡眠开始时没有汗，这种情况叫"盗汗"，可能和肺结核菌感染有关。前一种情况，请医生诊治后，给予及时的维生素 D、钙剂补充以及户外阳光照射，能够使出汗的症状好转；后一种情况，随着预防接种的普及，宝宝接种卡介苗预防结核病，因结核病而导致的睡眠中盗汗已很罕见了。

虽然绝大部分宝宝睡眠时爱出汗属于正常现象，但是在日常照料孩子的过程中，宝爸宝妈们还是应该注意以下几点，保证宝宝健康生长。首先，在衣服穿着上，以轻便、适宜为佳，切忌穿得过多、捂得过热；刚开始睡眠时，可以少盖些，等宝宝睡熟出过汗后，再盖上与季节相宜的被子。孩子的穿衣和盖被可参照成人，但不宜比成人多。其次，对爱出汗的宝宝应该及时给予水分和矿物质的补充，尤其是一些微量营养素的补充，平时在饮食安排上要注意给孩子多吃一些富含锌、铁、钙的食物；要保证孩子每天有一定的户外活动时间，不管春夏秋冬，孩子均应到户外活动，保证有充足的阳光照射。最后，应按时预防接种。

（徐秀）

宝宝红臀护理知多少

什么是红臀?

宝宝皮肤娇嫩，如果使用的尿布质地粗糙、硬实，或者纸尿裤脏了没有及时更换，粪便、尿液会刺激宝宝的皮肤，容易引起红臀，即屁股部位的皮肤发红。症状轻的仅表现为表皮微红、表面干燥，严重的会有明显的皮肤糜烂，出现渗出液，还可能伴有红色疹子和水泡。

红臀发生的主要原因

1. 更换尿布不及时

婴儿的食物以液体为主，吸收快、排泄快。每次尿湿若没有及时更换尿片，尿液中的刺激成分会刺激宝宝臀部的细嫩皮肤，造成局部发红。

2. 便后清洗不到位

婴儿的大便稀、量多，母乳喂养的宝宝每天通常有4~5次大便。因兜着尿布，大便常粘满整个臀部，此时若不及时清洗，残余粪便会刺激宝宝的臀部引发红臀。

3. 臀部潮湿

宝宝臀部皮肤褶皱多,清洗臀部后水不易擦干,若此时马上包裹尿布,会使臀部局部不透气,潮湿的环境使臀部局部皮肤抵抗力下降从而引发红臀。

4. 使用粗糙或化纤类的尿布

尿布的选择很重要,粗糙或含有太多化纤成分的尿布,本身对宝宝的小屁屁就是一种刺激,若再加上擦拭臀部时的动作粗糙,宝宝发生红臀的概率就更高。

红臀护理小贴士

1. 屁屁有些红

对于轻度红臀,家长们不用太担心。宝宝的皮肤虽然很嫩,但从出生起,宝宝就有了皮肤的自我保护功能。这时您需要做的,就是保护好宝宝臀部皮肤的完整。每次大、小便后用温水清洗臀部,并用柔软的小毛巾吸干,保持宝宝屁股干燥,红红的屁股很快就会痊愈。

2. 看到小红疹

初步发现有小红疹,可以先擦一些宝宝护臀膏帮助隔离,勤于更换尿布,保持臀部皮肤干燥清洁。由于宝宝皮肤恢复能力较好,家长可以先行观察,如果红疹有所消退,就不用太担心。

另外,宝宝每次大、小便后,家长需要使用专门为宝宝清洗臀部的清洁毛巾擦拭,清洁毛巾也需要勤更换、勤消毒。擦洗过程不能用力来回不停擦洗,以免加重宝宝红臀。

3. 出现红疹和水泡

若宝宝臀部不仅有红疹,还出现了水泡,家长须带孩子及时就医,在医生的指导下局部用药处理。在气温或室温条件允许时,让宝宝的屁股暴露于空气或阳光下,每日 2~3 次,每次 10~20 分钟,让宝宝的小屁屁"透透气"。

　　新生宝宝非常娇嫩，所以家长在照料上也颇费心思，尤其是对于新手爸妈来说，护理新生宝宝更是不断积累经验的过程。请各位宝爸宝妈加油！

（徐昱璐　朱孟欣）

喂养烦恼之——要不要给宝宝喂水？

很多新手爸妈会有这样的疑问："宝宝舌苔很厚，要不要给宝宝喂水？""宝宝有点便秘，要不要给宝宝喂水？"

看来要不要给宝宝喂水的问题很困扰大家。那么我们就来细致地解读一下，宝宝到底需不需要额外的水分补充呢？

对于6个月以内尚未添加辅食的宝宝，除了服用必要的药物时，家长们可千万别给宝宝额外喂水，影响宝宝正常奶量的摄入不说，严重时还会威胁宝宝生命健康。如果宝宝存在脱水、腹泻等情况一定要去医院遵医嘱补液。

对于纯母乳喂养的宝宝

首先感谢宝妈们为宝宝辛苦的付出。

母乳喂养是一件光荣而又伟大的事情。母乳堪称是宝宝的高级私人定制饮食，母乳中90%以上都是水分，余下的不足10%里包含了足够满足宝宝生长发育所需的脂肪、蛋白质、微量元素等。母乳中的水分完全能够满足宝宝的需求。即便是在干燥炎热的环境下，只要母亲保证自身水分的摄入，纯母乳喂养也能完全满足宝宝对水分的需求。

对于配方奶喂养的宝宝

新手爸妈应该都知道，奶粉罐上都附有详细的奶粉冲配方法，配方奶应严格按照说明书进行冲配，此时冲配出来的配方奶是等渗的。什么是等渗、高渗、低渗呢？大家都有过这样的体验吧，手洗衣服有时候手指皮肤会变得皱皱的，有时又会变得涨涨的，这就是高渗和低渗的危害。

等渗的液体摄入后不会引起宝宝体内渗透压的改变，对宝宝来说是最好的。

说到这里有的家长又开始焦虑了："我家宝宝出院的时候有带药，吃药总得喝水吧，怎么办？"吃药时是可以喝水的，但是不可以喝太多水！新生儿的胃容量有限，一般 2~3 小时喂养一次，过多的喝水会使宝宝吃奶量减少，干扰喂养，因此喂药时可用一小勺水将药溶解后喂给宝宝。

很多粗心的家长还是不以为意：不就是喂点儿水吗？这么大惊小怪。那接下来就给大家讲一讲给宝宝过多喂水有什么害处。

某天，急诊收治了一个反复惊厥、憋气的宝宝，追问病史，原来宝宝近一周排便都比较费力，为了让宝宝大便不那么干燥，爸爸每天冲配奶粉时都会多加一些水，这样吃了没几天之后宝宝便开始出现惊厥的症状。这是怎么回事呢？

原来，6 个月以下的宝宝肾脏发育尚不完善，肾功能并不成熟，肾小球滤过率仅为成人的 30%，短期内摄入大量低渗液体，肾脏不能及时将多余水分排出，引起稀释性低血钠血症，也就是我们平时经常听到的"水中毒"。这会导致宝宝体内水电解质失衡，引起相应的临床症状。

说到这里有些家长又忍不住问了："那我家宝宝拉肚子，脱水了，也不能喂水吗？"当然不是这样的，脱水了当然要补液，但是，家长们注意了，我们补的可不是单纯的水，而是等渗的水。这时医生会给宝宝开口服补液盐，让家长们按说明书冲配好了喂给宝宝喝，而不是单纯地给宝宝灌水。

（新生儿科）

宝宝不喜欢用奶瓶怎么办？

母乳喂养的过程中，总会遇到这样或那样的问题，导致母乳喂养中断，需要用奶瓶来救急，但有些宝宝对奶瓶十分抗拒，表现为难以安抚的哭闹、拒奶等。我们就来细致地谈一谈如何提高宝宝对奶瓶的接受度。

如何让宝宝更顺利地接受奶瓶？

首先，我们应该找找宝宝不喜欢用奶瓶的原因——是不喜欢奶嘴？还是不喜欢奶粉的味道？或者是抗拒将母乳装进奶瓶的这种喂养方式？搞清楚这些问题我们才能逐个击破。

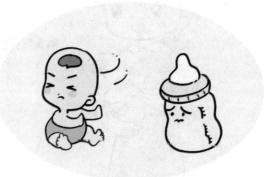

图 1

其次，往往妈妈看到宝宝哭闹拒奶的样子就会心软，妥协着给宝宝进行亲乳喂养，其实这样反而延长了宝宝对奶瓶的适应时间。一般来讲，24 小时是宝宝可以坚持的最长时间，在这个时间段宝宝可能较为强烈地表达自己对奶瓶的不满，宁愿饿着也不吃奶瓶，但过了这个时间段对奶瓶的接受度会大大增加。

（1）喂养时机的选择：初次采用奶瓶喂养，最好在宝宝需要喂奶但精神状态还比较好、不哭闹、无疾病状态时开始，这时候宝宝对奶瓶的抵触感会相对小一点。

（2）喂养人员的选择：初次采用奶瓶喂养时最好由宝宝的主要照护者进行，熟悉的面孔和熟悉的味道会增加宝宝的安全感，增加宝宝对奶瓶的接受度。

（3）喂养前准备：选择合适口径的奶瓶及奶嘴，并进行清洗、消毒；按照适宜的比例冲配好奶粉或将母乳解冻、加热至备用状态；检查奶液的流速及温度。

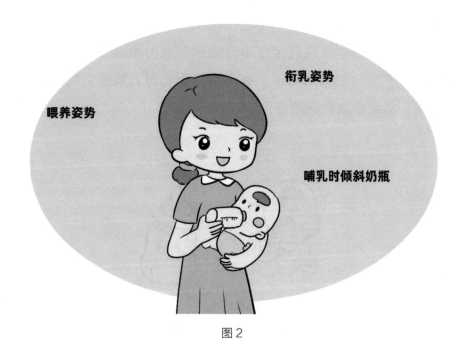

图2

喂养时的要点

（1）喂养姿势：母乳喂养时最常用的姿势就是横抱。奶瓶喂养的姿势和喂母乳时一样，妈妈也可以边注视着宝宝，边和宝宝说话。

（2）衔乳姿势：母乳喂养时，宝宝要含住妈妈的乳头及大部分乳晕才能更好地吮吸母乳。同样，奶瓶喂养时也要让宝宝含住整个奶嘴。

（3）哺乳时倾斜奶瓶：奶瓶喂养时，应该让奶瓶倾斜一定角度，让奶液始终盖住奶嘴，以防喂养过程中宝宝吸进大量的空气，引起吐奶。

（袁皓）

冲奶粉的注意事项

对于非纯母乳喂养的宝宝们来说，如何保证奶粉冲调的质量非常重要。我们就给大家介绍一下，在冲奶粉过程中的注意事项。

选水

冲奶粉可以使用煮沸后的自来水或纯净水，但不建议使用矿泉水。因为矿泉水中矿物质含量较普通水高，奶粉里已经按照宝宝生长发育需求特别添加了矿物质，过多的矿物质摄入反而会增加宝宝肾脏的负担，带来不好的影响。

如果选自来水，水一定要烧开，烧开后冷却放凉，至40~50℃左右冲奶正合适。如果水温太热，可以提前准备一些凉白开，兑入热水中，直至水温合适。

如果选纯净水，市售的桶装纯净水一般都已经过消毒灭菌，所以可以不用烧开，煮至40℃左右即可使用。但如果家长们不放心，保险起见还是烧沸后晾凉再用吧。

冲泡方法

不同的奶粉有着不同的冲泡方法。家长们在冲配奶粉前一定要先详细地读一下奶粉罐上的冲泡说明书，然后严格遵循包装上标明的冲调比例。除非宝宝的身体状况有特殊要求，医生下医嘱要求更改奶粉的冲泡比例，否则不要随意改变奶粉的冲泡比例。因为按照外包装的冲泡比例冲泡出的奶液是等渗的。

冲奶粉的顺序是先向奶瓶中注入标准量的水，再向奶瓶中加入奶粉。一般奶粉包装中都会配上一把小勺子，冲泡说明上所说的几勺奶粉，就是使用这把勺子计量的。舀满一勺奶粉后，应借助奶粉罐的边沿轻轻将奶粉刮平。

将奶粉加入标准比例的温水后，可以将奶瓶顺着一个方向轻轻旋转晃动，以帮助奶粉溶解。切忌上下摇晃奶瓶，这样会摇出很多泡沫，让宝宝喝进额外的空气。

奶粉完全溶解后，喂奶前，记得一定要将奶液倒在手腕内侧试一下温度，手腕内侧的皮肤最为薄嫩敏感，因此用此处的皮肤试温最为准确。

人体正常体温范围是 36.5~37.5℃ 之间，如果手腕内侧皮肤感觉奶液温热，不冷也不烫，那就是合适的温度，可以放心地给宝宝喂奶。但切记——千万不要采用大人吮吸奶瓶的方式给奶液试温，不然很可能将某些细菌传播给宝宝。

奶粉储存

1. 未开封的奶粉应室温保存，置于阴凉干燥处，避免阳光直射

（1）室温保存：常温保存就好，不要放在冰箱，因为冰箱里温度低、湿度大，奶粉很容易潮解、结块，影响口感和营养。

（2）避免阳光直射：奶粉一定要避光保存，因为奶粉中有特别添加的新生儿需要的维生素，这类物质很容易见光或遇热分解，因此一定要存放在阴凉干燥处，避免阳光直射。

2. 开封后的奶粉除了上述保存条件外，还要特别注意密封

（1）袋装奶粉：袋装奶粉一般在封口处都有封条，每次使用之后要将封条及时拉好，避免奶粉受潮变质。如果怕袋装封条不好的话，可以放在罐子里保存。使用罐子前一定要将罐子清洗干净，消毒晾干后再将奶粉装进去。当然，您也可以连外包装一起放进罐子里保存。

（2）罐装奶粉：每次使用之后要将盖子及时盖严，避免奶粉受潮变质。

（刘晴）

宝宝大了还能喂母乳吗?

近年来,在条件允许的情况下及早进行母乳喂养,已经取得了大家的共识。可是对于母乳喂养应持续多久,还是存在一定争议的。不少母乳喂养的妈妈会收到家人的建议:"宝宝大了,母乳就没有营养了,赶紧吃配方奶吧!"除此以外,有时妈妈们也会自我怀疑:"我的乳汁看上去淡淡的,是不是没有营养了呢?"

乳汁营养和颜色有关吗?

其实乳汁的颜色和泌乳不同阶段、前奶/后奶、母亲的饮食以及乳腺导管本身的状态有关。我们把哺乳时刚刚挤出的乳汁称为"前奶",把哺乳时后挤出的乳汁称为"后奶"。前奶中乳糖和蛋白质含量比较多,所以通常较稀薄,颜色较淡。后奶含有的脂肪比较多,因此较浓稠,颜色偏白或黄。如果了解了乳汁的成分,你就会明白,其实并没有哪种颜色的乳汁营养偏多或偏少的说法,只是里面含有的各种营养成分比例在发生着变化。

纯母乳喂养的宝宝抵抗力更好吗?

有的妈妈认为宝宝胃口越来越大,成长过程中所需要的营养也更多了，纯母乳喂养已经不能满足宝宝的需求。也有部分妈妈觉得这完全取决于自己，奶水充足，宝宝发育良好就继续喂！其实，这些说法都各有道理，并没有绝对的对错！而对宝宝来说，母乳是世界上最完美的食物，其成分、营养配比都是为宝宝量身定做，而且母乳会根据宝宝的需求适时发生变化。另外，母乳中所含有的免疫因子对宝宝来说是非常重要的。大家可能发现，纯母乳喂养的宝宝身体抵抗力较其他宝宝要好很多。这是因为母乳已经检测出至少含有 400 多种营养物质，是其他食物无法比拟的。母乳是一种十分独特、具有物种专一性、成分非常复杂的营养液体，其中的许多成分具有多重角色，以恰到好处的比例互相影响，达到最有效率的消化吸收，是婴儿最完美的营养来源。

宝宝 1 岁后，母乳成分有什么变化？

随着宝宝的长大，妈妈母乳中的成分也在发生着变化。据统计，6~12 个月大的婴儿能从母乳中获得所需热量的 50%。宝宝 2 岁后，每 500 毫升的乳汁仍可以提供一天所需蛋白质的 1/3 以及部分维生素。这时候，纯母乳喂养对于我们的宝宝多少有那么点"杯水车薪"了。

因此，世界卫生组织建议至少纯母乳喂养 6 个月。从第 6 个月开始，在母乳喂养的基础上可以逐步引入固体食物直至婴儿 2 岁甚至更大。我们从宝宝的营养均衡和需求考虑，建议在宝宝 1 岁以后，应以日常三餐作为饮食主要来源，母乳可以作为补充。这个时期的宝宝，消化吸收能力显著增强。有的孩子 1 岁多了，仍然以母乳为主，其他饮食吃得很少，甚至已经影响到生长发育了，一定要及时调整。因为完全依赖母乳，可能会造成总能量摄入不足。家长们可以给宝宝添加点其他奶类和辅食！

（新生儿科）

如何给宝宝科学合理地添加辅食？

营养学家认为，宝宝 6 个月以后，从母乳中摄取的能量已不足以支撑起他们的活动了，家长们开始需要为宝宝添加辅食了。而辅食添加最重要的原则是循序渐进，从少到多，从稀到稠。

因为宝宝的肠胃功能还没有完全发育成熟，在刚刚接触到辅食时需要经过一段时间才能够很好地适应，所以刚开始给宝宝添加辅食的时候，应该给宝宝尝试一些流质的食物，等宝宝适应以后，再考虑添加半流质。切忌一次性地给孩子添加过多或者不易消化的食物。以下是给家长们的一些小建议：

（1）6 个月：刚添加辅食时，主要添加泥状食物，同时仍旧以母乳为主，奶量不能减少。每次只增加一种辅食，观察两三天，不过敏之后再增加第二种。每天可以吃两次辅食。建议给宝宝添加的第一口辅食为婴儿米粉，并且最好是稀糊状。每天喂食时一次喂一小勺即可，口味以清淡、多汁为佳。宝宝适应了半个月添加米粉以后，可以适当地给宝宝添加蔬果泥。蔬果泥开始为单一种类，之后慢慢添加，不能混合。这样也能立即知道宝宝对哪种蔬果过敏。

（2）7~9 个月：主要食用末状食物。此时宝宝开始出牙，可增加饼干、馒头片或磨牙棒锻炼咀嚼能力，同时也可适量增加五谷杂粮。建议家长从纯大米开始，燕麦可以慢慢地添加进去，然后可以适当地添加些五谷杂粮。遵循的原则是：便于消化、不易胀气类的食物为主。菜粥或烂面条等食物都是宝宝学习咀嚼和吞咽的好食材。同时为了均衡营养，家长们可以慢慢让宝宝接触肉类和鱼类。

（3）10~12个月：从以奶类食物为主逐渐过渡到各种食物为主，从泥糊状食品过渡到碎菜等固体食品。这时候可以每天吃三次辅食，依次加餐。

（4）1~2岁：可以继续母乳喂养，但此时要以饭为主。大人吃的食物大部分都可以给宝宝吃。每天要吃三次正餐和两次加餐。饮食宜清淡，少油少盐，尽量等宝宝1岁以后再添加调料，而且添加量家长要把控，少量即可。必要时咨询营养师和儿保门诊随访。

（新生儿科）

关于新生儿黄疸

新生儿黄疸发生比较普遍，基本上 3 个新生儿中就会有 2 个发生，表现为皮肤黄染。对大多数新生儿而言，黄疸症状不会很严重，也不需要住院治疗。黄疸通常会在新生儿出生后 14~15 天到达高峰，以后逐渐消退。但如果血液中胆红素浓度过高的话，就会对新生儿产生危害，严重者可以影响大脑或导致听觉障碍。

影响黄疸的基本因素

（1）正常的红细胞衰老后被机体吞噬和破坏，最终会产生一种叫"胆红素"的物质，这种物质就是导致新生儿黄疸的原因。胎儿在宫内处于低氧环境，红细胞生成相对较多，出生后过多的红细胞破坏，大量的胆红素释放，容易导致黄疸。

（2）通常我们的肝脏会摄取、结合及排泄这些胆红素，但新生儿肝脏功能尚不成熟，尤其是早产儿，对胆红素的代谢也较慢。

（3）胆红素也会通过肠道从粪便中排出。如果胎便排出延迟也会加重黄疸。

（4）有时候还会出现新生儿和新生儿母亲血型不合的情况，在这种情况下，红细胞更容易被破坏，通常这种新生儿在出生后 1~2

天就会出现黄疸。

黄疸的高危因素

（1）早产（出生在 35 周以前）；

（2）同胞中有发生过黄疸的；

（3）母乳喂养；

（4）出生的时候有青紫；

（5）需要使用胎头负压吸引器帮助分娩。

如何预防重度黄疸的发生？

黄疸对于新生儿来说几乎不可避免，但父母可以通过以下方式避免黄疸的加重和重度黄疸的发生。

（1）定期参加新生儿保健，儿保的医务人员会评估您孩子的黄疸情况，必要时会让您的孩子检测胆红素浓度。

（2）良好的喂养也可以预防重度黄疸。母乳或奶粉喂养都会促进肠道蠕动，保证大便的排出，减少胆红素经胃肠道的重吸收。

（3）如果您的孩子吃的不是很好，原因有很多，比如孩子一直处于睡眠状态，或孩子哭闹并拒绝吃奶，或母亲的乳头有出血等等，建议您立即向专业人士寻求帮助。

如何检查您的孩子是否发生黄疸？

（1）在光线明亮且无阳光直射的地方观察您的孩子。用食指按压孩子的前额或鼻子或脸颊，按压部位会比无按压的部位颜色变淡。但如果变黄的话，那就是黄疸了。

（2）上述方法也可以在孩子的前胸或背部测试。黄疸通常是由头至脚，逐渐向下扩散的。如果孩子脚部也出现黄疸的话，那说明黄疸已经很严重了。

（3）如果您已经发现孩子的前胸或腹部皮肤变黄了，那么建议您立即去医院就诊。

（4）观察孩子皮肤是否黄染很重要。但肉眼不能准确判断黄疸的严重程度，尤其是在胆红素浓度已经很高的时候。

黄疸的治疗

通常的治疗措施是照射蓝光，蓝光照射可以降低血中胆红素浓度，照射的时间根据胆红素水平而定，一般光疗结束后也需要再观察几天。

黄疸宝宝出院后该如何照护？

黄疸宝宝出院后，爸爸妈妈还需要继续观察一段时间，应注意以下情况：

首先，新生儿喂养及排便非常重要，出院后注意规律足量的喂养。

其次，白天应保证宝宝房间光线充足，可适当给宝宝晒太阳。晒太阳时关闭门窗，使用尿布、眼罩等遮住宝宝会阴部及眼睛，让太阳透过无色玻璃窗照到宝宝皮肤上，可以让宝宝变换体位，使不同部位轮流照射太阳，晒太阳期间应有大人全程照护。这期间因为宝宝皮肤暴露，还要注意环境温度，避免着凉。如果晒太阳时宝宝出现不适或发热应当立即终止。如果晒太阳后宝宝黄疸消退不明显或加重，应及时至医院就诊随访。需要注意的是退黄疸晒太阳和我们平时说的预防佝偻病晒太阳有所不同，预防佝偻病是为了维生素 D 的转换，需要紫外线，所以预防佝偻病需要在室外或打开玻璃窗晒太阳，但只需要较少的量，每天半小时左右就可以了。

最后，因为黄疸有反复的可能，记得按医生要求来医院随访，特别是出院时医生叮嘱的随访项目，应按时去医院完成。

为了避免延误宝宝的治疗，我们强调，在未就诊排除病理性因素造成黄疸的可能时，爸爸妈妈们可别一味认为晒太阳就能治疗黄疸。爸爸妈妈们发现宝宝黄疸较重或不确定的情况下，还是应该先到医院就诊排查疾病。

（新生儿科）

怎么看新生儿抖动正不正常？

"宝宝有时候会有四肢大动作的抖动或者下颌的细微抖动，不像是寒冷发抖，会不会是癫痫啊？"

新生儿抖动和癫痫是两类不同的疾病，目前这些症状描述更倾向于新生儿抖动，而不是癫痫。今天，我们就来讲讲新生儿抖动和癫痫的区别，帮助宝爸宝妈正确识别。

什么是新生儿抖动？

新生儿抖动分为生理性与病理性两种。

生理性抖动是由于新生儿神经系统发育不完善，受刺激容易引起兴奋"泛化"，表现为在打开新生儿包被或是大声、强光、震动以及改变他的体位时，出现粗大震颤样自发动作，或缓慢的、不规则的、抽搐样的手足动作，甚至有时可见踝部、膝部和下颌的抖动等这些无意识、不协调的动作，通常被称作"惊跳"。

病理性抖动是指出生后有缺氧窒息、缺血性脑病或颅内出血等疾病，引起的反应差、哭声发直、尖叫，抖动时伴有意识障碍、双眼上翻、口吐白沫。

如何处理生理性与病理性抖动？

生理性抖动是由于中枢神经系统发育不完善所致，所以在新生儿期出现并没有病理意义，家长大可不必紧张。新生儿出现惊跳时，用手轻轻按住他身体任何一个部位，就可以使他安静。没有裹包被的新生儿，只要扶住他的双肩或将一双小手交叉按在胸前，也可以使他安静下来。新生儿惊跳对脑的发育没有影响。

病理性的抖动则需要将新生儿侧身抱着，防治呕吐物或痰液堵塞气道引起窒息，这时尽量不要晃动新生儿，并马上带孩子上附近医院检查。

如何与癫痫进行鉴别？

癫痫表现为身体某个部位突然、快速、有力地抽动，且具有刻板性，抽动的频率、幅度、动作都是类似的。癫痫的发作常为突发突止，拥抱或握住新生儿的肢体不能使抽动停止。

（钱葛平）

警惕新生儿低血糖

很多宝爸宝妈都听说过或者在某些特定的情况下亲身经历过低血糖，低血糖症状主要包括出汗、饥饿、心慌、全身颤抖、面色苍白等，那么新生儿会不会也发生低血糖呢？出生后新生儿需要通过自己进食来维持血糖水平，而无法再利用脐带中妈妈的血糖。在这一过程中很多新生儿都可能有一过性血糖偏低的情况，也没有任何症状。通常不严重的低血糖（通常血糖值在 3.0 毫摩尔 / 升以上）不会对小宝宝产生特别的影响。但是，有一小部分宝宝因为各种原因引起持续性或反复发作的严重低血糖，如果没有及时纠正，有可能造成神经系统损害，导致后遗症的产生，这就对宝宝以后的成长留下了阴影。今天就让我们来一起认识一下新生儿低血糖症。

医生，血糖低于多少为低血糖？

新生儿血糖值低于 2.6 毫摩尔 / 升定义为低血糖，主要临床表现包括易激惹和 / 或震颤、肌张力低下、意识状态异常（烦躁、嗜睡或呆滞）、呼吸暂停、心动过缓和 / 或发绀、气促、吸吮无力或喂养困难、哭声弱或声调高、低体温、抽搐等。但是，绝大多数低血糖患儿没有明确的临床表现，多是通过监测高危新生儿的血糖值时发现的。

低血糖的原因是什么？

宝宝出生后主要靠肾上腺素升高、储存的糖原释放以及胰岛素水平下降引起的糖原转化成葡萄糖来维持血糖。出生后 8~12 小时，储存的糖原消耗殆尽。此后，血糖水平主要靠乳糖、甘油三酯和氨基酸生成葡萄糖维持。只要正常开奶，定期摄入，宝宝多数能维持血糖正常，但是上述各个环节中一旦出现问题，宝宝就有可能会产生低血糖。

哪些是低血糖高危新生儿？

具体来说，早产儿和足月小样儿因为糖原储存不足容易出现低血糖。患有内分泌疾病尤其是调节血糖平衡的激素缺乏，如皮质醇、生长激素、肾上腺素和胰高血糖素等激素缺乏的患儿容易有低血糖。

有些宝宝有基因缺陷，引起葡萄糖、氨基酸或者脂肪代谢方面的异常也容易有低血糖。新生儿生下来体温过低，或者患有新生儿免疫性溶血病、红细胞增多症、围产期窒息、心衰、脓毒症，患有严重肝功能异常，或者妈妈在怀孕的时候长期使用 β 受体激动剂（如特布他林）、患有糖尿病或妊娠糖尿病，宝宝也会有低血糖的发生。

怎样才能发现低血糖？

因为新生儿低血糖通常没有明确的临床表现，所以有低血糖高危因素的新生儿都要定期监测血糖。

怀疑有低血糖的宝宝，建议要来医院进行专科检查。来医院后，一般要查血清葡萄糖，这样比血糖仪检测得更准。同时，医生还会给宝宝做动态血糖监测，这样更容易发现低血糖发作的具体规律。为了明确病因还会针对宝宝的内分泌、遗传代谢等其他方面做针对性的检查，这样才能更好地帮助宝宝。

新生儿低血糖常见但并不可怕，有低血糖高危因素的宝宝，建议家长多留心，有低血糖发生时尽早来医院检查治疗，避免不良后遗症的发生。

（倪锦文）

怎么看宝宝的"臭臭"正不正常？

宝宝通常不能用言语表达自己的不舒服，需要爸爸妈妈在日常生活中细心地观察。其中大便就是一个常见的观察对象，新手爸妈如果掌握宝宝大便的规律及特征后，定会在照顾宝宝的过程中更加得心应手。

正常宝宝在出生后 12~24 小时内会排墨绿色的胎便，较黏稠，无臭味，每天约 3~5 次，2~3 天排完。早产宝宝会因为肠蠕动功能差而延迟。如果宝宝在出生后 24 小时内未排胎便，需要及时看医生，排除肛门闭锁、巨结肠等消化道畸形的可能。随着开奶及奶量的逐渐增加，宝宝出生后 3~4 天，大便会逐渐变成黄绿色。这种由胎便向正常大便过渡时期的大便称为"移行便"。开奶时间越晚或者摄入奶量太少，黄绿色的大便出现的时间会延迟。

宝宝的大便与喂养方式及宝宝的年龄也密切相关。通常，母乳喂养的宝宝大便呈金黄色稀糊状，会有酸味但不臭。每天大便次数不定，通常每天会排 2~5 次，有些宝宝也会每天排 7~8 次。母乳喂养的宝宝大便次数会多一些，如果大便较均匀、水分不多、不含黏液或者偶尔带有少许奶块，这都是正常现象。

配方奶喂养的宝宝大便颜色呈淡黄色，比较干燥，稍硬，粪臭味比较大；混合喂养者，大便性状介于以上两者之间。人工喂养的宝宝大便次数较少，每天 1~2 次，有时隔日一次，成形而干结，有时甚至出现便秘而需要通便。到宝宝 2~3 月龄时，宝宝大便次数会慢慢减少到每天 1~2 次。

便秘多见于人工喂养儿，一般只要给宝宝多喂一些水、菜汤、稀释后的新鲜果汁，即可润肠和使粪便发酵变软。也可以给宝宝进行腹部按摩，顺时针方向，围绕脐周进行，促进肠蠕动，帮助排便。若宝宝经常 4~5 天大便一次，不通便不能解同时伴有明显腹胀者，要考虑是否有先天性巨结肠可能，应到医院进一步检查。

宝宝异常大便的特点及处理

（1）蛋花汤样大便：每天大便 5~10 次，可含有较多未消化的奶块，一般无黏液，表示消化不良，应继续喂养，如果 2~3 天大便仍不正常，则应请医生诊治。

（2）绿色稀便：多在天气变化时受凉或吃了难以消化的食物后发生，每天大便次数多为 5~10 次。如为母乳喂养的新生儿，大便呈深绿色黏液状也可表示母乳不足，孩子处于半饥饿状态，须增加母乳量。

（3）水样便：多见于秋季和冬季，多由肠道病毒感染引起。大便次数多在每天 10 次以上，呈水样，量较多。由于宝宝丢失水分多，常常出现脱水表现，如口唇干燥、眼窝凹陷、眼泪少或无眼泪、小便少或无、皮肤弹性差等，应及早就诊，并应注意喂奶用具的消毒。

（4）黏液或脓血便：多见于夏季等天气较热时，多为细菌感染引起，也应及早就诊。

（5）深棕色泡沫状便：多见于人工喂养儿，多由于奶粉中加糖过多等，通过适当调整饮食多能恢复正常。

（6）油性大便：粪便呈淡黄色，液状，量多，像油一样发亮，在尿布上或便盆中如油珠一样可以滑动，这表示食物中脂肪过多，多见于人工喂养儿，可考虑暂时改服低脂奶等。

（7）灰色、质硬、较臭大便：多表示所吃东西中蛋白质过多而糖分过少。

父母注意观察宝宝大便的变化，主要是注意大便的次数及性状的变化，如果相较于平时规律的大便有改变时，应该及时向医生咨询。

（夏莉）

No. 1656814

处方笺

儿童生长发育

热点问题

医师：＿＿＿＿＿＿＿＿＿＿＿

临床名医的心血之作……

辨证施治解决"成长的烦恼"

李奶奶为 7 岁的孙女洗澡时，发现孩子的乳房明显隆起，赶紧带她到医院。经过检查，医生确诊孩子为性早熟。

近年来，儿童性早熟成为社会关注的问题。性早熟是小儿常见的内分泌疾病之一，要解决这类"成长的烦恼"，中医可以提供较好的方法。

性早熟有真假之分

性早熟是指女孩在 8 岁之前、男孩在 9 岁之前出现性发育征象。一般女孩表现为乳房发育、出现腋毛与阴毛、月经来潮，男孩表现为睾丸增大、阴茎增粗，出现喉结、变声，甚至有夜间遗精等现象。性早熟发病的男女比例是 1：5。

性早熟在临床上分为中枢性（真性）、外周性（假性）及不完全性（真性性早熟前期）三种类型。

真性性早熟是由于各种原因导致患儿下丘脑功能提前启动，增加中枢促性腺激素释放激素的分泌和释放量，引起垂体分泌促性腺激素，提前激活靶器官——性腺的功能，导致性腺发育和分泌性激素，使内、外生殖器发育和第二性征呈现。一些中枢器质性病变，或先天畸形，如下丘脑错构瘤、下丘脑生殖细胞瘤、垂体微腺瘤，以及感染、外伤、脑积水、蛛网膜囊肿等，也可引起真性性早熟。

假性性早熟有外源性和内源性之分。所谓"外源性"，是指误服避孕药、服用含激素的补品、接触含激素的药品或化妆品等引起的性早熟。

部分真性性早熟患儿生长明显加快，临床病情呈快速进展，如不加干预，相当一部分患儿的骨龄增长速度会超过身高增长速度，骨骺过早闭合，致使患儿预期身高及最终身高低于同龄正常发育儿童。此外，由于过早进入性发育期，患儿性心理发育严重滞后，会影响其学习及生活。

中医辨证治疗性早熟

20 世纪 70 年代中期，国内开始用中药治疗性早熟，以平衡阴阳为根本，在此基础上，或泻火，或疏肝，或祛湿，或散结，随症加减治疗。实践证明，以生地、玄参、黄柏、知母、炙龟板等为主的滋阴泻火方剂，可使患儿下丘脑垂体性腺轴亢进有显著减轻，骨骼成熟减缓，从而改善最终身高。

中医认为，儿童性早熟在临床上可分为肾虚火旺证、肝经郁热证和痰湿（热）阻滞证三型。在诊疗性早熟患儿时，应该先辨病、询问病史，了解患儿的家族遗传性、生活习惯、生活环境等。采用现代医学的各种检查手段，排除那些由于肿瘤和遗传代谢等器质性因素引起的器质性病变后，可以根据中医辨证进行治疗。

通过询问饮食习惯后，我们了解到有些患儿平时口味较重，喜欢辛辣食物，并对各种快餐零食来者不拒。此类患儿多因为长期食用"肥甘厚味"之品，因此脾胃受损，运化功能失常，痰湿成淤而阻塞经络，属于肝火痰湿证的性早熟，治疗应从健脾胃、调肝入手，佐以滋阴泻火。

为预防饮食营养不当等外界因素引起的性早熟，家长应切记：首先，不要给孩子食用含花粉、蜂王浆、深海鱼油等成分的营养品；家中如有含雌激素的化妆品、丰乳剂、类雌激素等化学制剂，要存放在儿童不易触及的地方。其次，还应适当控制孩子的饮食，让他们增加体育活动，保证足够的睡眠时间。最后，家长应时刻关注孩子的身体变化，如果发现异样，及时由专科医师诊断和鉴别。只要明确诊断、及早干预治疗，就可以调整激素水平，解决"成长的烦恼"。

（俞建）

同学，好久不见！长高啦

在做开学准备的时候，不少家长发现，孩子的校服小了，鞋子也紧了；一进入班级，放眼望去长高了一片，同学们相见不禁发出惊叹声。

校服短了，鞋子小了

身高1.68米的妈妈，在五年级的儿子小沈面前显得"小鸟依人"。开学前的这几天，妈妈发现儿子的校服袖子短了一大截。3个月内，儿子的身高从1.72米冲到了1.77米。好在有先见之明的妈妈上学期增订了新校服，不过，小沈的尺码可是"定制款"——180码的小学校服，并不多见。母子俩开学前的重要任务之一，就是买新鞋，儿子的脚丫长了4个码，从放假前的34码"跳高式"到达38码。

返校一看，嚯，果然好多小伙伴都和小沈一样长高了不少！不仅是小学生，同一天开学的初中生也像笋苗似地蹿出来了。

居家锻炼，合理饮食

这些最近迅速长高的孩子都有一些共同点，有良好的运动习惯、睡眠充足、饮食营养健康。

"放假期间，一直督促孩子保持运动。"一位学生家长表示，放假期间，家里一直支持孩子进行运动，保证每周有适当的运动量。此外，就是保持比较自觉的作息时间，睡眠很充足。

在饮食上，家中的长辈起到了关键的作用。孩子的奶奶、外婆、妈妈担任起营养搭配师，这段时间没少"精准投喂"。孩子食欲好，吃得也多，孩子假期长了这么多，有家长不小的功劳。

充足睡眠，能量平衡

小学高年级学生和初中生正是长个子的关键期，生长激素在睡眠充足的前提下，能够很好地、正常地分泌。在这期间，饮食营养各方面都比较充足，长得快和这个也有很大的关系。孩子想长高个子，充足的睡眠时间是不能少的，一般学龄孩子，每天建议保证有9个小时的睡眠时间。

对于孩子在家"吃得好"这一点，也提醒家长们注意不要让孩子摄入过量的食物。每天食物摄入过量可能引起肥胖，儿童期的肥胖和成年后的很多慢性疾病都有相关联的影响，比如糖尿病、冠心病、高血压等。应该提倡健康、自然食物，避免高脂肪、高盐、高糖食物，避免食用含有化学催熟剂的食物。

此外，食物的摄入量和身体活动量要保持能量平衡，这是维持健康体重的一个主要因素。建议学龄儿童每天应该进行至少60分钟的体育活动，而且最好是户外游戏或者是运动，像球类游戏、健身操、团体活动、跳舞等都是不错的选择。

（华海梅）

谁是小胖子?

受中国传统观念影响,爷爷奶奶、外公外婆,甚至部分年轻的爸爸妈妈,都希望把自己家的宝宝养成年画娃娃一样,白嫩肥壮,于是乎,就认为给孩子吃得越多,营养越好,孩子就会长得快,长得高,长得好。殊不知这是一种误区,营养过剩容易导致儿童肥胖,危害严重。

在人的任何年龄段都可以出现肥胖,儿童当然也不例外。儿童出现肥胖多集中在三个年龄段:1岁前;5~6岁;青春发育期。

因此孩子在这三个时期,宝爸宝妈们要对孩子的身材格外警惕,定期给孩子量身高、体重,观察有没有相对于身高而言,体重出现过重的情况,及早预防肥胖的发生。

身体质量指数(BMI)

BMI是基于儿童身高和体重进行的简单计算,公式是:BMI指数=体重(kg)/身高(m)^2。

年龄与BMI对应的百分数位于85%~95%范围的儿童,被认为存在超重风险;≥95%的儿童则被认为是肥胖(美国疾控中心建议,在提及儿童体形时,因"肥胖"二字含有贬义,要避免使用,故有时在谈到年龄与 BMI 对应百分数 ≥ 95% 的儿童时，会有"肥胖"或"超重"的词交替出现）。

附加的测量值，如腰围，也用于评估儿童患高胆固醇、胰岛素抵抗等与体重相关的并发症风险。

除了对身高体重的监测外，从宝宝外形的变化也可尽早发现肥胖。比如说，开始发胖时，孩子的脸往往变大变圆，腹部可能膨出，甚至下垂；有些小朋友甚至因为体重增长过快，还会在上胸部的两侧、下腹部、大腿、臀部的皮肤表面出现白色或紫色的条纹。

较胖的儿童上肢脂肪主要堆积在上臂，下肢主要堆积在大腿，前臂和小腿脂肪相对较少，手脚会相对显小一些，有些儿童会出现膝关节内翻（O 形腿）。

因此，家长一旦注意到这些身高、体重或是体形上的变化，应尽早明确孩子是否出现肥胖，及时采取干预措施。

肥胖的危害

（1）儿童肥胖可导致呼吸困难，严重的可以出现睡眠呼吸暂停综合征，造成缺氧，白天持续困倦嗜睡，精神萎靡不振。

（2）肥胖儿学会走路比正常婴儿晚，而且因为关节部位负重过多，关节容易磨损疼痛，还容易发生扁平足、膝内翻、膝外翻以及髋关节内翻等畸形。

（3）肥胖儿童易出现高血压、血脂及血糖的异常。过去流行的观点是，青少年糖尿病都是 1 型糖尿病，然而目前儿童中发生的 2 型糖尿病正以惊人的速度增长。

（4）肥胖儿童较健康儿童更容易出现脂肪肝、胆石症以及青春期发育异常等疾病。

（5）肥胖会对儿童造成心理方面的消极影响，肥胖儿童更易出现抑郁和自卑。

（6）比起正常儿童，肥胖儿童更加容易发生成年后的肥胖，青春期的小胖墩有80%成年后仍然超重，而且这部分人群患有肥胖并发症及死亡的概率相对而言都较高。

（内分泌遗传代谢科）

儿童淋巴结肿大怎么办？不必过分惊慌

"医生您好！我给我家小宝宝洗澡的时候，在他的耳朵后面摸到了一个小疙瘩！您看看，这是长了什么东西吗？该不会是肿瘤吧？"这是小儿外科门诊最常发生的对话之一。一些家长在小朋友的后脑勺、耳后、颈部、腹股沟处摸到"小疙瘩"后带孩子来医院就诊，当被医生诊断为"淋巴结肿大"建议随访时往往感到惊慌失措。

"淋巴结肿大"是什么？

淋巴结是人体重要的免疫器官，在淋巴管的行程中，像个中转站一样与淋巴管相连通，按位置可分为浅表淋巴结和深部淋巴结。

当人体某部位或器官遇到问题时，细菌、病毒等"敌人"通过淋巴管这条通路扩散到附近的淋巴结，这些淋巴结可以过滤淋巴、清除细菌和异物等，抵御"敌人"入侵，保护自身！

与此同时，淋巴结自身组织增生，体积增大，整个膨胀起来，就是"淋巴结肿大"，它说明这颗淋巴结收纳淋巴的部位有"敌人"入侵。

儿童的免疫系统发育尚未成熟，极易受到外界细菌、病毒的侵袭，所以儿童淋巴结肿大十分常见。

哪些原因会引起淋巴结肿大？

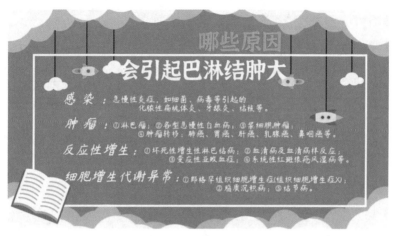

图3

1. 感染

（1）原发性：多由致病菌导致的急性淋巴结炎而表现出原发性肿大。这些淋巴结往往是在1~2天内突发肿大，伴有明显的局部红肿、疼痛感，甚至表面皮肤发烫，轻微触碰时会产生剧烈的疼痛导致小朋友哭闹。考虑到炎症进展形成脓肿需切开引流，或向周围软组织蔓延使病情加重出现蜂窝织炎，有全身反应如寒战发热、食欲不振、精神萎靡的可能，这需要家长及时带小朋友就诊进行抗生素治疗。

（2）继发性：绝大多数淋巴结肿大是由致病微生物引起的炎症反应导致的继发性肿大。

炎症的形式多种多样，包括上呼吸道感染（感冒发烧、气管炎、咽喉炎）、口腔感染（儿童换牙相关的口腔炎症）、扁桃体炎、头面部皮肤湿疹、过敏性鼻炎以及某些隐性感染引起的炎症。这些淋巴结多为双侧、轻度肿大，1~2厘米左右，摸着可以"滚动"，软软的，按压的时候小朋友或有轻微疼痛感。对于这些炎症引起的淋巴结肿大一般不需要针对淋巴结做特殊治疗，仅需要积极治疗原发的感染就可以了，等治愈后，淋巴结肿大自然就会慢慢消退。

对于隐性的淋巴结肿大不需要治疗，只要密切观察就行，如没有突发增大、红肿、疼痛，则不需要治疗。

需要注意的是，偶尔感冒发烧引起的淋巴结肿大在烧退后依旧会存在。这是由于增生的淋巴组织消退速度非常慢，往往还没完全消退就有可能又出现了感染或其他的隐性炎症，因此很多儿童会一直有几个淋巴结肿大。这大可不必担心，随着身体长大，儿童免疫系统成熟，尤其是青春期后，多数会自然消退，不需要治疗。

2. 肿瘤

极少数的淋巴结肿大提示肿瘤可能，主要涉及淋巴瘤、各型急慢性白血病、浆细胞肿瘤（多发性骨髓瘤、原发性巨球蛋白血症）、肿瘤转移（肺癌、胃癌、肝癌、乳腺癌、鼻咽癌等）。肿瘤引起的淋巴结肿大多表现为多个成团、质地比较坚硬、边界不清晰、摸上去不会滑动等特征，有时伴有持续发热、皮疹等症状和体征。一旦小朋友身上出现这种情况，需要家长警惕！

3. 其他

反应性增生和细胞增生代谢异常等。

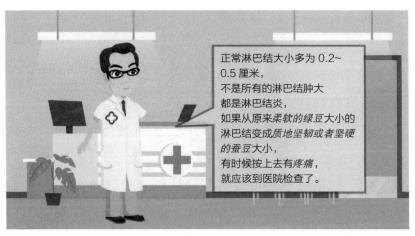

正常淋巴结大小多为0.2~0.5厘米，
不是所有的淋巴结肿大都是淋巴结炎，
如果从原来柔软的绿豆大小的淋巴结变成质地坚韧或者坚硬的蚕豆大小，
有时候按上去有疼痛，
就应该到医院检查了。

图 4

（李仪　解鲁璐　董瑞）

如何早期发现儿童听力有障碍？

在耳鼻咽喉科门诊，经常会有一些带着孩子来看病的家长，讲述在最近一段时间，孩子看电视时音量要开得很大，而且与孩子交谈时他（她）总是说"啊——"，甚至长到 3 岁时不会讲话。经医生检查，发现小孩听力有问题。这些孩子如果没有及时地被发现和治疗，可能影响他们将来的学习和语言的发育，可造成口齿不清、交流困难，甚至可能变成"哑巴"，不会讲话。

如何早期发现宝宝有听力问题？主要从两个方面：父母和医院。

父母怎样发现宝宝的听力有问题？一个健康、正常的宝宝，他的听觉及语言会按如下的进程一步步发育。如果您的宝宝表现不同，建议到医院来为宝宝做一个听力筛查。

（1）从降生至出生后 3 个月：宝宝在突然听到 60 分贝以上的声音时，会出现全身抖动、两手握拳、前臂急速屈曲或皱眉、眨眼、睁眼等活动。

（2）4 至 6 个月：宝宝对声音有反应，可辨别出妈妈的声音。能够在妈妈对自己说话时，用眼睛注视着妈妈，或在听到妈妈的声音时停止活动，将头转向声源。

（3）7 至 9 个月：能主动向声源方向转脸，也就是有了辨别声音方向的定位能力。

（4）10至11个月：宝宝对自己的名字有反应，能学说"妈妈""爸爸"，对语言有丰富的应答。听到悦耳的音乐，宝宝上下肢能随音乐有节奏地运动。

（5）1岁至1岁半：宝宝能按听到的语言作出反应，当问"鼻子、眼睛、嘴在哪儿"时可用手指指点。宝宝学习语言的最佳时期开始了。

（6）1岁半至3周岁：宝宝可用简单语言表达自己的感受和意识。

（7）3至4周岁：能背诵儿歌、讲故事。这是科学上所说的丰富语言或语言学习发展的时期了。

另外，有些状况往往不易被父母发现，需要提醒家长引起警惕。

（1）宝宝在新生儿－婴儿期晚上反复哭闹不能入睡，可能是耳朵痛，但他不会讲，只能用哭闹来表示。

（2）近期小孩讲话声较响，而且在看电视时，音量开得较大。

（3）近期诉说鼻子堵塞得厉害，伴有"耳朵感觉闷"，疑有水进入耳内，可能是中耳炎引起的中耳积液。

（4）最近一段时间与小孩交谈时他（她）总是说"啊——"，需重复几遍才能使他（她）听清楚。

（5）最近一段时间反复感冒，容易得中耳炎。

（6）曾用过大量的耳毒性抗生素。

医院是如何发现宝宝的听力有问题？

一旦家长发现宝宝听力发育与正常孩子不同，须及时到医院进行听力筛查，耳声发射听力筛查技术既快速又方便，同时采用聋病基因筛查。经过新生儿－婴儿听力筛查，如怀疑宝宝听力有问题，需进一步确诊和治疗。医生会通过一系列先进的听力学检查，包括听性多频稳态反应、听性脑干诱发电位、声场视觉强化测听、声导抗测试、诊断性耳声发射测试，以及基因诊断检查等，就像是一步步换用网眼更细的筛子，将听力有障碍的宝宝准确地辨别出来，包括孩子听力损伤的性质和程度，以及是否为遗传因素引起的，并依据这些检查结果，进行预防及治疗。

（陈文霞）

孩子近视，家长常陷入哪些误区？

目前，我国青少年近视率逐年上升，有些地区高中生近视患病率已高达 80% 以上。当孩子患了近视眼，最着急的莫过于家长了。

很多家长会把视力差和近视眼划成等号，其实是错误的。导致视力差的原因有很多，不单单就是近视，反而，学龄前儿童的视力差，90% 都不是近视而是远视和散光造成的。

如今近视的发病率高，是由内因和外因共同决定的。内因是遗传因素，父母近视的发病率比较高。外因是现在的孩子过早、过多地接触电子产品，户外活动又少。很多家长会坚持不给近视的孩子配眼镜，认为"一旦戴上近视眼镜就摘不下来了，戴了眼镜近视的度数就会越来越高"，其实这是很大的误区。随着年龄增长，眼轴的长度会增长，近视的度数就会增加。另外，在学龄期孩子用眼过多，近视发展也会快。对于已经近视的孩子，看远会长期处于朦胧状态，反而会使近视发展得更快。

因此，孩子的近视到了一定程度，该戴眼镜就要戴眼镜。临床上也常遇到这种情况，比如都是 100 度近视的孩子，佩戴眼镜的孩子相对来说近视发展得慢一些，而没配眼镜的孩子在两年左右的时间就发展到了三四百度。等到这个时候家长就会让孩子去尝试各种所谓的偏方治疗近视的方法，如理疗、按摩、眼贴、眼保健操等，但这些方法只是起到一个缓解眼疲劳的作用。比如针灸治疗，只是刺激视力短时间地上升，而近视眼的本质还没有改变；像眼保健操等对眼部穴位的按摩，只是暂时提高眼周组织的血供，使眼睛不疲劳，但个把小时以后，一切又恢复到原样。

现在医疗界越来越淡化"假性近视"这个观点。"假性近视"是由于眼睛过度疲劳而表现出来的短暂视力下降，散瞳验光以后，表现出的屈光状态是轻度的远视，或者没有近视，就是一个完全正常的屈光状态。其实，这类儿童所占的比例是很少的，在近视的儿童中不足 5%。

还有家长问，为什么有些小孩成天看电视、玩手机、趴着看书，也不会近视，而自家的小孩非常注意用眼卫生，却早早近视了。这里我们建议孩子在入园时，也就是 3 岁左右，到医院做两个检查：一个是散瞳验光，另一个是眼轴测量。通过这两个检查来预测孩子将来屈光状态的发展趋势。比如说，一个 3 岁的孩子，散瞳验光以后的屈光状态是 300 度的远视眼，而正常情况下，3 岁的孩子应该是 200 度的远视眼，那么从发展趋势来看，这个小孩将来就不太容易得近视眼。

然后再测一下眼轴。一个正常的 3 岁孩子，眼轴长度是在 21.5 毫米左右，如果孩子测出来的眼轴长度在 21~21.5 毫米之间，那么也说明是非常好的，因为眼轴越长越容易得近视眼，眼轴越短越偏远视眼状态。通过这两个指标的测定，我们就可以大致推测出孩子将来是否容易患近视眼。

老百姓通常根据近视程度把近视分成轻度近视、中度近视和重度近视。从医生的角度，我们把近视分成单纯性近视和病理性近视。单纯性近视是指近视缓慢发展，但不会发展得很严重，等到眼睛停止发育以后，近视也会停止发展。近视程度基本也在 600 度以内，今后发生视网膜脱离等其他并发症概率很低，属于正常人群的近视。

而病理性近视有其自身的特点：发病年龄早，可能两三岁时就已经查出是近视；发展很快，每年以一二百度的速度增加；另外还有弱视，就是孩子的矫正视力达不到正常。病理性近视的孩子往往有家族史，眼底也会表现出一些问题，比如脉络膜的萎缩灶等等。对于病理性近视的儿童，家长一定要非常关注，尽早给孩子配眼镜，然后还要观察孩子近视的发展情况。

眼睛的发育同身体的生长发育时间大致相同，到 16~18 岁时眼睛发育也就停止了。一般来说，到 18 岁的时候，单纯性近视就不再发展了。但病理性近视就不是这样，18 岁、28 岁甚至 38 岁可能还在发展，应该引起家长的重视。

（杨晨皓）

我家孩子舌系带不短，
为什么说话还是不清楚？

孩子的语言发育一直以来受到新手爸爸妈妈的关注，当孩子不会说话、说话少或口齿不清时，很多家长都会以为是孩子舌头下面的那根筋（舌系带）过短造成的，会带孩子去口腔科查舌系带。也有不少家长发现，孩子舌系带不短呀，那为什么还是不会说话或者说话不清楚呢？

什么是舌系带？舌系带是正常的生理结构，它是向下连接口底，向上连接舌腹的一个扇形薄膜结构。

有些孩子存在舌系带过短的问题，表现为伸舌呈"W"形。如果舌系带过短，在新生儿期可导致吸吮困难，影响早期母乳喂养；长大后如果舌系带过短影响了舌头的运动，可能会影响孩子的咀嚼功能；由于舌系带的过度牵拉会导致舌头的伸缩、卷曲受限，也会出现发音困难，比如孩子不能准确发出翘舌音 zh，ch，sh，r 等。舌系带过短的孩子需要尽早到口腔科接受专业的评估和治疗，以尽量减少对发育的影响。

舌系带不短的孩子，为什么也会有不会说话或者说不清楚的情况？事实上，大部分语言有问题的孩子并不是舌系带的问题，需要家长提高重视。

迟迟不开口或者说得特别简单的孩子，属于语言发育迟缓，可能存在认知发育落后或者语言理解、表达障碍，需要尽早到康复科进行全面评估和康复干预，促进认知的发育，提高对语言的理解和表达水平。

发音不清楚（口齿不清）的孩子中，有一部分也是属于语言发育迟缓的，康复科干预的重点还是会放在促进孩子的语言发育上，语言能力提升了，孩子的表达才会越来越多，口齿才会越来越清楚。

如果孩子除了口齿不清以外，语言发育水平是正常的，也就是认知、理解、表达内容都正常，除了检查舌系带以外，更需要到康复科就诊，评估孩子的发音状况。实际上，很多孩子并不仅仅表现为翘舌音不清楚，通常还伴有其他音的发音不清晰，如："哥哥"发成"的的"、"泡泡"发成"抱抱"、"飞机"发成"杯机"等。应由康复科的语言治疗师根据孩子的发音问题，制定针对性的训练方案，充分的语言功能训练是治疗孩子发音问题的唯一途径。

不建议因为单纯的口齿不清而进行舌系带手术，除非口腔科医生评估后认为需要手术矫正。即使孩子真的因为舌系带过短而做了舌系带矫正手术，术后孩子的发音问题仍可能继续存在，需要到康复科进行专业评估和语言训练。

（王燕娜　王素娟）

"肾思"明辨，远离"童年杀手"

在儿童成长过程中会遭遇不少"隐形杀手"，而慢性肾脏疾病就是其中之一。部分慢性肾脏疾病可进展至慢性肾功能不全，直至儿童期的终末期肾病（尿毒症）。同时，慢性肾脏病患儿是成人期尿毒症的高危人群，严重危害健康。

及时明辨：慢性肾病"藏得深"

肾脏具有排尿、合成血色素、调节血压等功能。一旦肾脏受损，往往会出现以下现象：排尿异常，表现为泡沫尿（蛋白尿）、茶色尿（血尿）、尿量减少、水肿或夜尿增多；其他症状如食欲差、消瘦、乏力、身材矮小、发育落后、面色苍白、贫血等。

由于这些表现没有特异性，因此非常容易被家长忽略。在儿科医院，慢性肾脏病患儿多因肾外非特异表现前来就诊，如全身水肿、身材矮小、恶心呕吐、乏力纳差等，此时往往已经是慢性肾病发展阶段。

那么，日常生活中如何发现儿童早期肾脏疾病的蛛丝马迹？首先是观察儿童的尿量及排尿次数。学龄前儿童尿量一般在 400~600 毫升 / 天；学龄期儿童尿量一般在 1000 毫升 / 天；15 岁以上青少年的尿量和成人相近，约 1500 毫升 / 天。家长应留心，在正常饮食及正常活动下，儿童尿量过多或过少，都有可能是肾脏疾病的信号。

其次，除了留意儿童尿量及排尿次数，家长也应该观察儿童尿液的颜色，正常的尿液是透明淡黄色。需要注意的是，有些食物会影响尿液的颜色，如食用了胡萝卜、红心火龙果、蓝莓、黑莓等。一些药物也容易让尿液颜色产生变化，如甲硝唑、氨基比林、大黄等。对此，家长要根据情况仔细分辨，避免盲目寻医。如果确实是尿液颜色异常，建议进行尿液检查。

护肾法则："三重"预防少不了

儿童肾脏疾病，如何防患于未然？护肾法则主要是"三级"预防。

1. 一级预防

在疾病发生之前进行干预。首先，多饮水、少喝含糖及添加剂的饮料，多吃蔬菜水果，低盐低糖饮食；其次，养成健康的生活方式，如进行适当运动、培养兴趣爱好、保持积极乐观心态；再次，勿滥用药物，抗生素、退热药、中草药应该合理使用；最后，进行遗传咨询，应规范产检、产前咨询、接受生育指导，早日治疗遗传性肾脏疾病。

2. 二级预防

早发现，早诊断，早治疗。如果不及时治疗，儿童肾脏疾病会迁延不愈，直至患儿成年。在临床上，我们看到太多 10 岁发病、20 岁透析的病例。

目前上海市已针对儿童慢性肾脏病推行"双重筛查"，即尿液筛查和超声筛查。尿液筛查是早期发现肾小球肾炎简单有效的方法，但并不能发现大多数患儿先天性尿路异常问题。而先天性尿路异常同样也是导致儿童慢性肾脏病、甚至尿毒症的主要原因之一。

大量研究表明，泌尿系统超声是筛查和随访先天尿路异常的主要技术。有效结合尿液筛查和超声筛查，形成儿童慢性肾脏病双重筛查策略，能覆盖约90%的慢性肾脏病病因，进而发现绝大部分患儿。

3. 三级预防

一旦有相关症状发生，要及时就医。由于肾脏具有较大的储备能力，在肾功能出现明显损害之前往往是悄无声息的。

发现以下情况，家长要引起注意。

（1）当孩子血压升高或者高血压患儿的血压变得难以控制时，要警惕患上慢性肾脏病的可能。

（2）孩子的夜尿增多，往往提示其肾小管的浓缩稀释功能出现障碍。

（3）当肾脏生成促红细胞生成素的数量减少时，常常会造成肾性贫血，因此当孩子有贫血症状出现时，也需要格外警惕。

（4）孩子食欲不佳时，可能是毒素在胃肠道蓄积超过一定程度的表现，但不少家长常常误将这个症状归咎为消化系统疾病。

儿童慢性肾脏病虽然"藏得深"，但是只要遵循三级预防法则，依然能够做到"肾思"明辨，远离"童年杀手"。

（徐虹）

儿童晚上尿床会慢慢好吗？
什么情况下要及时治疗？

尿床几乎是每个孩子都曾有过的现象，家长们也认为随着孩子慢慢长大，这个现象会减少，甚至是慢慢消失，因此也并没有把孩子遗尿的问题放在心上。但是有的孩子到了学龄前仍然会尿床，甚至到了 10 岁以上还会尿床。这到底是什么原因呢？这是病理性的，还是偶尔的呢？

如何判断孩子的尿床可能是属于病理性的？

一般来说，如果 5 岁以上的孩子还是会经常出现尿床的情况，比如说每周都会有 1~2 次，那就要考虑这可能是异常情况。尤其是从小到大一直就这样，没怎么好过，那肯定是有问题的。

如果这个孩子 3~5 岁以后基本好了，偶尔会出现一两次，而且都是在白天喝水喝多了或者是白天很疲劳、睡得很沉的情况下发生的。这种偶尔发生的情况，我们就可以暂时不用太着急。

如果每个月都有，连续 3 个月里都有至少一次以上的话，家长就要予以重视并及时带孩子到医院进行一些检查。

孩子尿床的原因是什么？

有些家长认为，孩子在发育过程中膀胱比较小，一次储存不了这么多尿液，所以反应不过来，一下子就尿床了。

主要的原因不是这个。当然，有的孩子的确也有这个问题，我们叫"小膀胱"或者是膀胱有激惹综合征，膀胱很容易收缩。

膀胱有逼尿肌、括约肌，要排尿的话，需要这些肌肉来协调。要控制的时候括约肌就要收缩，不让它尿出来；要排的时候括约肌就要放松，逼尿肌就要收缩。

正常情况下，3~5岁时孩子的泌尿系统就应该发育好了。如果到5岁以上还发育不好，那就一定是有病理的原因，等孩子自己去发育可能就难一些。而且不早一点帮孩子的话，可能就越来越严重。

国际上的医学研究发现，可能是一个叫抗利尿激素的水平，在这些夜间遗尿孩子身上是低的，低了以后排尿量就多了。而且这个激素还有帮助膀胱与大脑直接对话的作用，正常情况下膀胱尿量多了以后，应该能够唤醒大脑要起床了。但是这个激素缺少了以后，除了尿量多了，这个唤醒功能也差了。

儿童夜遗尿的治疗，是用打激素的方法吗？

儿童夜遗尿，靠孩子自己可能一部分也会发育好，大概10%的孩子会自愈。

然而还有80%~90%的孩子，可能需要用一些治疗的方法来帮他们，才能好得快。

儿童夜遗尿的治疗，在确定了是抗利尿激素缺乏以后，就可以补充它了。

很多家长觉得绝对不能给孩子用激素。其实这个激素不像我们想的那样，使用了以后会有发胖、骨质疏松、身材矮小等副作用，这个激素就管排尿。这个激素今天晚上吃了，可能今天晚上就起效果；明天晚上不吃，可能明天晚上又尿床。具体使用的剂量还要根据孩子的治疗情况进行调整。

（徐虹）

关注儿童遗尿症

小儿遗尿是指一种不随意的排尿，在睡眠时无意识地排尿于床上。5 岁以前，由于小儿高级神经中枢发育尚未完全，膀胱的排尿功能只由简单的脊髓反射弧控制，高级神经中枢不能抑制脊髓排尿中枢，故可发生遗尿，不属病态。但 5 岁以上的儿童高级神经中枢发育已趋完善，可随意控制尿道括约肌，不应再有遗尿发生。实际情形是，儿童遗尿症的发生率还是很高的，达 5%~10%。随着年龄增长，发病率逐渐下降，但成人中仍有 1% 的发生率。男孩略多于女孩，可有明显的遗传倾向。儿童遗尿症的确会给孩子带来心理等多方面的不良影响，我们也希望和家长们一同努力，为患有儿童遗尿症的孩子带来健康。

什么是遗尿症?

遗尿症俗称"尿床"，是指 5 岁以上儿童夜间不能从睡眠中醒来控制排尿而发生无意识排尿行为，是儿科常见的疾病之一。随着年龄的增长，部分儿童可自愈，但亦有少数儿童会持续至成年。

遗尿症儿童会产生一些心理问题，如焦虑、自卑、不合群、表达能力下降、社会交往障碍等，对其学习和生长发育的影响不容忽视。同时，孩子尿床也给家长们带来额外的家务及经济负担。

遗尿症的病因

遗尿症由多种病因所致，如遗传、睡眠、膀胱功能等，特别是有研究发现夜间抗利尿激素分泌不足也是引起遗尿症的常见原因，这将导致夜间尿量增多，不能适应膀胱容量而发生尿床。此外，一些不良的生活习惯如长期便秘、睡前喝很多水或饮料，也会引起尿床。遗尿对心理的影响也会使遗尿症反复、难以控制。

遗尿症需要进行哪些检查？

通常需要进行尿液检查、泌尿系统 B 超以及腰骶部 X 线摄片，排除是否存在泌尿系统畸形或脊柱问题，部分儿童需行尿流动力学检查，看是否存在膀胱功能障碍。必要时行心理评估有利于及早发现心理问题。

遗尿症如何治疗？

遗尿症强调综合治疗。建立合理的生活和饮食习惯很重要，遗尿症儿童晚饭或睡前 3 小时尽量少饮水或牛奶。饮食上宜多吃蔬菜和水果，防止发生便秘。睡前忌过度兴奋或剧烈活动，并养成睡前排尿的习惯。

膀胱功能训练有利于加强排尿控制和增大膀胱容量。督促孩子在白天尽量多饮水，并尽量延长两次排尿的间隔时间，使膀胱扩张，当要排尿时，训练孩子适当地憋尿，提高膀胱控制力。

唤醒治疗即使用尿湿报警器。当孩子在睡觉时发生排尿，放在内裤中的湿度感应器会发出警报唤醒孩子，让孩子完全清醒并自行去排尿，以训练孩子对膀胱膨胀的敏感性并及时苏醒。

药物治疗。西药以人工合成抗利尿激素使用较多，除了有补充抗利尿激素作用外，还有改善睡眠障碍、促进觉醒的作用。此外，具有补肾固精收敛作用的中药也有一定的疗效且已得到肯定，可单独使用也可与西药联合应用。

生物反馈治疗是近年来一种较新的行为治疗方法，即在仪器的帮助下将人体内部极其微弱的生理活动，变为可见的波形在仪器上显示出来，孩子可借助于视觉、听觉器官逐渐学会控制和纠正这些活动，主要应用于有膀胱功能障碍的儿童。

（徐虹）

莫让稚嫩肾脏"积沙成疾"

10 岁的小宇（化名）近一个月来多次排出红色尿液，没有尿频、尿急或尿痛的症状，也并无呕吐、腹痛或发热等不适。当地医院检查尿常规和 B 超均显示无异常，这让小宇的父母困惑不已：孩子究竟怎么了？为此，小宇在家长的陪同下来到我院接受进一步的检查和治疗。

一般来说，儿童小便呈红色主要与假性血尿或血尿有关。小宇的尿液沉渣镜检分析可见大量红细胞，而腹部 CT 检查则显示左肾小结石。肾脏中，一块白色的亮点清晰可见，这就是结石，犹如肾脏里进了"沙子"。眼睛里容不得半点沙子，身体里也同样如此。要知道，结石在肾脏和泌尿道里滑动，痛感非常明显。那么，小宇的血尿与肾结石有关系吗？目前来看，其罪魁祸首就是肾结石。小结石表面不光滑，在肾脏或输尿管中移动时可损伤周围结构，进而引起肉眼血尿。

肾结石有哪些症状？为什么小孩也会形成肾结石？事实上，泌尿道感染、药物及环境的问题都有可能导致肾结石的产生，而肾脏本身结构的异常、遗传代谢性疾病也是产生肾结石的因素。当产生结石的抑制因素和促进因素失去平衡，尿液难降解的物质过饱和，形成的小结晶就会在肾脏沉积，产生结石。

目前，尿沉渣镜检是肾结石 / 肾钙质沉着症的基础检查方式，可以及时发现小便成分的异常，如红细胞、白细胞及小结晶；影像学检查（包括 B 超、X 线及 CT）则可以明确是否存在结石。其中，B 超检查简单、方便、无辐射，多为儿童优先选择，但是有些细小的结石，超声未必能敏感地检测到，还需要通过 CT 来精准地"抓拍"。

预防儿童肾结石，就要遵循以下原则：少喝饮料多喝水，合理膳食少油盐，结石症状常留意，高热血尿快就医。日常生活中，家长务必引导孩子合理饮食，荤素搭配，控制儿童青少年对碳酸饮料和奶茶等饮品的摄入。学龄期儿童更要避免久坐，多喝水、多运动，加强大脑供氧，促进机体排毒。

（计晓露　饶佳）

定期检查尿常规，红斑狼疮早发现

几十年前红遍大江南北的网络小说中，身患狼疮的女主角"轻舞飞扬"终究难敌疾病的凶狠，"化蝶"而去。如今，看过这部小说的少男少女大多已经成了孩子的爹妈，可"一得狼疮就会香消玉殒"依旧是许多人对系统性红斑狼疮（SLE）这一疾病仅有的印象。其实，随着对发病机制认知的不断深入以及治疗方式的不断改进，SLE 已从无药可医的不治之症，成为一种有药可医的"可治性慢病"。

儿童的 SLE 更危重

系统性红斑狼疮（SLE）是一种典型的自身免疫性结缔组织病，多见于 15~40 岁女性，儿童亦有发病，被称为世界三大疑难病症之一。大部分狼疮患者会出现面部的皮疹、红斑，比较典型的皮疹分布于脸颊鼻梁两侧，形似展翅的蝴蝶，因此被称为"蝶形红斑"，是狼疮的特征性表现之一。但是，SLE 不仅仅是"蝴蝶斑"那么简单。

系统性红斑狼疮是一个可以累及多系统和多脏器的疾病，儿童发病比成人相对较重，更容易引起脏器损伤，累及全身各个脏器，是一个真正意义上的全科性疾病。儿童特别容易受累的是肾脏和神经系统，发病年龄一般超过 5 岁，高发年龄在青春发育前期和青春发育期。

11 岁的阿喜突然发起了高烧，体温一度超过了 38℃，到当地医院检查后，也没有查出什么明显的病症。但是，阿喜的情况越来越严重，辗转多家医院后，阿喜被确诊为系统性红斑狼疮，需要服用激素治疗，体重短期内增长了一倍，面容也变形了，自己都不敢面对自己——照镜子了。

医生告诉阿喜的父亲："孩子的病情不确定因素太多，引发的并发症也有很多。"最后，阿喜因为合并阑尾发炎、肺部感染、肝肿大，甚至发展为神经精神狼疮，当地医院下了两次病危通知书。

红斑狼疮不再是不治之症

几十年前，在激素和免疫抑制剂应用于 SLE 治疗之前，狼疮基本处于"无药可医"的阶段。近年来，随着风湿免疫学科突飞猛进的发展，对 SLE 发病机制的认知不断深入，治疗方式不断改进，从激素、免疫抑制剂治疗发展到更精准的生物靶向治疗。系统性红斑狼疮的预后被不断改写，从原来的谈"狼"色变、无药可医的不治之症，到现在是一种有药可医的"可治性慢病"。以往 SLE 患儿不得不承受各种药物的副作用，目前随着"达标治疗""个体化治疗""去激素化治疗"理念的提出，现有的医疗水平已能使患儿的外表无异于健康人，同样能拥有美丽容颜，回归正常的学习、工作和生活，甚至长大后的结婚、生子也不再是天方夜谭。

定期尿检 SLE 早期发现

肾脏疾病大多起病隐匿，早期症状并不典型，若未出现泡沫尿、肉眼血尿、浮肿和尿少等显性的阳性症状时，很难被及时发现。因此，家长应该注意，当孩子出现不明原因的眼睑浮肿和全身浮肿、尿色改变等情况，需要及时进行尿液常规检查。

一个简单的"尿液常规检查"可以早期发现肾脏疾病的蛛丝马迹，包括蛋白尿、镜下血尿、管型和白细胞尿等等。此外，每年定期进行尿液筛查也是有必要的，可以使狼疮性肾炎被及时筛查出来。早期确诊并给予恰当的治疗可改变患儿的最终预后。

（孙利）

宝宝天生四个肾脏，是不是更健康？

"老公，肚子里面的宝宝四个肾脏，大宝的肾移植有着落了！"安冉小姐姐冲正在为大宝发愁的老公兴奋地说道。

大宝才 2 岁就肾病晚期，开始了腹透析治疗来弥补不足的肾功能，后续准备肾移植治疗，可肾源是个问题。

孕晚期查出孕宝宝有四个肾脏，安冉就想着孕宝宝出生后可以把多出来的肾脏捐一个给大宝，这样就不用为大宝肾移植的肾源发愁了。

可产检医生的提醒却让安冉一家愁云满布——天生四个肾脏是一种病，得治！

屋漏偏逢连夜雨！大宝已经因为肾病需要肾移植了，没成想，孕宝也患了肾病，要是出生后也需要肾移植，那不是更加雪上加霜！

"不行！不行！这个孕宝只能流掉了！"安冉坚定地嘟囔着，语气中充满了不舍与无奈。

看着怀胎 7 月不易的安冉，产科医生说天生四个肾脏的疾病是重复肾，这是一种可治的疾病。可安冉说大宝的肾病也是一种可治的疾病，只是需要治疗一辈子！

尴尬的产科医生赶紧把小儿泌尿外科医生叫过来会诊，给她提供更为详细的解释与建议。

重复肾是什么疾病？

重复肾（又称"重复肾输尿管畸形"）是胎儿产检及儿童时期常见的肾脏、输尿管畸形，一般同时存在肾盂输尿管重复，是在体内同一侧发育出来两个融合在一起的非正常肾脏输尿管，而不是独立的两个正常肾脏。如果两侧都发生了，那就是双侧重复肾，也就是四个肾脏！

重复肾宝宝会有什么症状？影响生长发育吗？尤其是对肾功能有影响吗？是不是最后也需要肾移植？

大部分患儿不存在合并症，可无任何临床症状，而出现症状者多因存在合并症。主要症状及原因有：

（1）尿路感染：由重复肾合并膀胱输尿管反流或梗阻引起，表现为尿急、尿痛、尿频、尿液浑浊，可伴有反复发热。婴幼儿包尿不湿，则主要表现为不明原因的发热。婴幼儿发热原因不明时，尤其应注意复查尿常规来明确。

（2）腹痛、呕吐：合并输尿管急性梗阻导致肾盂输尿管积水时，可导致阵发性腹痛，甚至伴呕吐。

（3）湿裤或排尿困难：多见于女宝宝。湿裤主要由合并的输尿管异位开口不在膀胱内所致，表现为夜间遗尿，白天经常湿裤不干，但又有正常的自主排尿。而排尿困难则是合并巨大输尿管囊肿所致，在排尿时因囊肿大小变化阻挡膀胱出口，引起排尿费力或滴沥。

而不合并其他疾病的重复肾输尿管畸形并不影响宝宝生长发育，就算可能影响肾功能，也可以通过早发现早治疗来防止肾功能损害，并不需要肾移植治疗。

治疗方案

1. 保守治疗

依据重复肾、输尿管畸形情况及合并症而采取不同的治疗。大部分患者无症状且无明显肾盂、输尿管积水，无需特殊治疗。而有尿路感染，但无解剖结构上异常（膀胱输尿管反流、肾盂、输尿管积水、输尿管异位开口）者可服用抗生素控制感染。

2. 手术治疗

如果有反复尿路感染、肾盂、输尿管积水加重、重复伴肾功能受损、湿裤、排尿困难等症状，则需考虑手术治疗。常规有膀胱镜囊肿开窗，腹腔镜下输尿管再植或端侧吻合术等，这些都是微创手术，无手术疤痕或疤痕不明显，且绝大部分病患手术疗效良好。

可以捐一个肾给别人肾移植吗？

不建议！因为重复肾具有两套血供和两套肾盂引流，并不适合作为肾移植的供体。

重点小结提示：

（1）遇事不要慌，医生是"后备箱"。产检或体检时发现重复肾输尿管畸形，记得找小儿泌尿外科医生评估，并定期门诊随访。

（2）单纯重复肾输尿管畸形不影响宝宝健康成长，且大部分宝宝无需特殊治疗，就算有合并症，绝大部分也能治愈，尽早治疗可以不影响生活、学习、工作。

（钟海军）

癫痫治不好？生酮饮食来帮忙

孩子怎么啦？

医生，我们孩子反复抽搐 1 年多了，
现在同时吃 3 种抗癫痫药还是控制不住，
也不如其他小朋友机灵。

怎么办啊？

小朋友这种情况已经属于药物难治性癫痫了，
综合他的临床资料，目前也没有癫痫手术的指征，
所以我建议你们可以尝试生酮饮食治疗。

什么是生酮饮食啊？靠饮食也能治病吗？

是的，生酮饮食是难治性癫痫的一种有效治疗方法，我们一起来了解一下吧！

生酮饮食是什么？

我们传统的饮食是以米饭、面条、馒头等碳水化合物为主食的，而生酮饮食（Ketogenic Diet，KD）是以高脂肪、低碳水化合

物和足够的蛋白质为结构的饮食。它通过模拟人体饥饿状态，动员脂肪代谢产生酮体，降低大脑的兴奋性，进而可以控制癫痫发作。此外还可以用于改善行为认知、孤独症、神经退行性疾病、肥胖等。

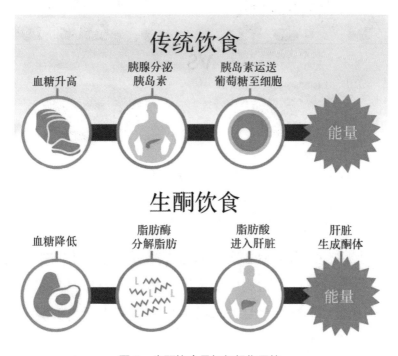

图 5　生酮饮食是如何起作用的

生酮饮食的疗效怎么样？安全吗？

生酮饮食用于改善难治性癫痫已有近百年的历史，它的有效性和安全性已得到了公认。在疗效上，50% 以上的患儿癫痫发作能有效减少，更有 20% 的患儿可以完全无发作，此外它还可以明显改善孩子的行为认知。在安全性方面，饮食启动初期，孩子可能会出现嗜睡、恶心、呕吐、腹泻等不良反应，但往往都是一过性的，有些孩子后期可能会出现高脂血症、尿路结石等，针对这些医生都会给出预防和监测的方案，家长们不必担心。

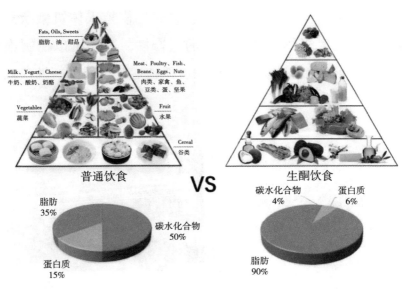

图6　普通饮食与生酮饮食

我的孩子适合生酮饮食治疗吗?

　　原则上所有药物难治性癫痫的患儿都可以进行生酮饮食治疗，还有一些特殊的遗传代谢病如葡萄糖转运体1缺陷综合症及丙酮酸脱氢酶缺乏症，生酮饮食是首选的治疗。但有少部分疾病是不能进

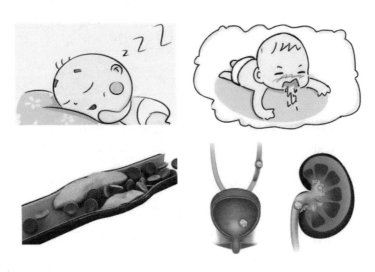

图7

行生酮饮食的，比如严重的肝脏疾病、某些脂肪酸或酮体的代谢缺陷病、部分线粒体疾病等，因此首先要由专科医生检查排除这些禁忌征。

生酮饮食如何进行？麻烦吗？

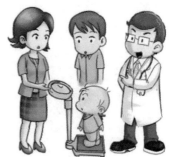

图8

生酮饮食必须要在专科医生和营养师的指导下进行，包括启动、维持和减停三个阶段。营养师会根据孩子的身高、体重计算出每天所需的热卡，并教会家长利用特殊的配餐软件来制作饮食。另外，现在也能买到生酮专用的奶、面、米和饼干等产品，非常方便。

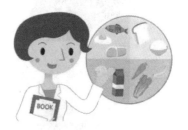

图9

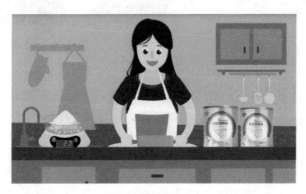

图10

生酮饮食多久能见效？要维持多久？

开始生酮饮食后，一般要观察3个月左右才能判断疗效。如果治疗有效并且孩子能耐受饮食，医生会建议坚持2~3年。当然，也有一些特殊的代谢病，可能需要维持更长时间。相反，如果判断生酮治疗无效，可以在医生和营养师的指导下逐渐减停，但千万不能私自突然停止！这样会有发作增加的风险。

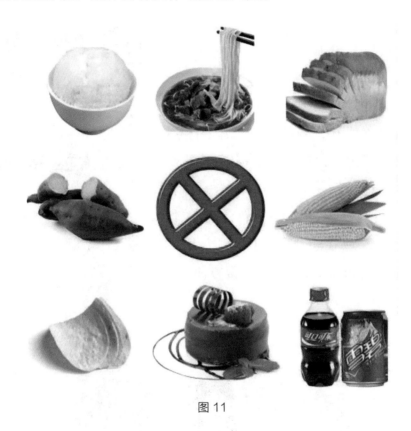

图 11

生酮饮食是不是很多东西都不能吃？吃那么多高脂肪的食物，我的孩子会变得不健康或长得很胖吗？

不会的！生酮饮食除了含碳水化合物高的食物不能吃之外，禽畜肉、河海鲜、蛋类以及含碳水化合物少的蔬菜类都是可以吃的，只要符合生酮饮食治疗的比例和营养师要求的热卡就可以了。另外，还要给孩子适当补充多种维生素、微量元素和钙等营养制剂！在正常完成饮食的情况下，生酮的孩子同样也能获取全面的营养，保证身体的健康成长，还能控制体重按正常速度增长。而且现在很多成人也通过生酮饮食来减肥呢！

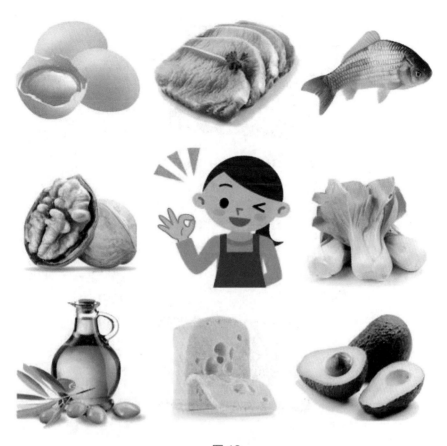

图 12

医生，谢谢您的介绍，我了解了！
我想给我的孩子尝试生酮饮食治疗。

您能教教我具体怎么配餐吗？

没问题，那就跟着我们的营养师，
一起来学做营养又美味的生酮配餐吧！

套餐一：

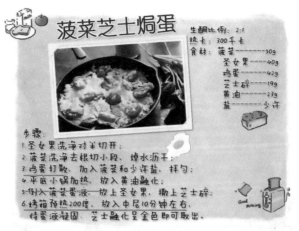

菠菜芝士焗蛋

生酮比例：2:1
热卡：300千卡
食材：菠菜————30g
　　　圣女果————40g
　　　鸡蛋————42g
　　　芝士碎————19g
　　　黄油————23g
　　　盐————少许

步骤：
1. 圣女果洗净对半切开；
2. 菠菜洗净去根切小段，焯水沥干；
3. 鸡蛋打散，加入菠菜和少许盐，拌匀；
4. 平底小锅加热，放入黄油融化；
5. 倒入菠菜蛋液，放上圣女果，撒上芝士碎；
6. 烤箱预热200度，放入中层烤10分钟左右，
　 待蛋液凝固，芝士融化呈金色即可取出。

图13

套餐二：

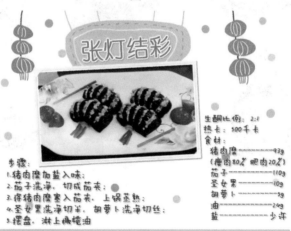

张灯结彩

生酮比例：2:1
热卡：500千卡
食材：
猪肉糜————93g
（瘦肉80%　肥肉20%）
茄子————110g
圣女果————110g
胡萝卜————5g
油————24g
盐————少许

步骤：
1. 猪肉糜加盐入味；
2. 茄子洗净，切成茄夹；
3. 将猪肉糜塞入茄夹，上锅蒸熟；
4. 圣女果洗净切半，胡萝卜洗净切丝；
5. 摆盘，淋上橄榄油

图14

套餐三：

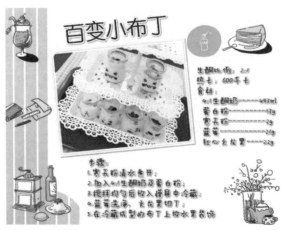

百变小布丁

生酮比例：2:1
热卡：600千卡
食材：
4:1生酮奶————493ml
蛋白粉————13g
寒天粉————2g
蓝莓————24g
红心火龙果————22g

步骤：
1. 寒天粉清水煮开；
2. 加入4:1生酮奶及蛋白粉；
3. 搅拌均匀后放入模具中冷藏；
4. 蓝莓洗净，火龙果切丁；
5. 在冷藏成型的布丁上放水果装饰

图15

（半年后……）

孩子现在怎么样了？

医生，我们孩子已经半年不发作了，
而且还比以前聪明机灵了很多！

那太好了！孩子现在治疗有效了，
我们可以把药物慢慢减下来，
然后还要做一些检查看看孩子的身体是否健康。
你们要继续坚持生酮饮食！
好的，谢谢医生！生酮饮食真是太神奇了！

（郁莉斐　李奕潔　倪燕）

癫痫不发作时做脑电图有用吗？

脑电图是检测癫痫的重要检查手段，通过脑电图辅助癫痫的诊断。脑电图是通过粘贴在头皮上的电极记录来自大脑细胞的微小生物电活动，是一种非损伤性的检查技术，在检查过程中不会有明显的不适感。癫痫患者一生中将会进行很多次脑电图检查，但不论做多少次，都对人体无害。很多患者对于做脑电图都有一个顾虑：不发作时能捕捉到异常放电吗？答案是：大多数患者是可以的。

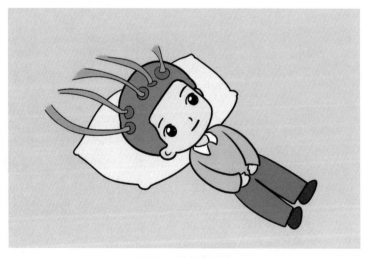

图 16　对人体无害

癫痫患者并不是只有在发作的时候神经元才会异常放电，实际上在平时也会有异常放电，一般为散在放电，不至于引起临床发作，尤其是在睡眠中异常放电会出现或增多。大多数癫痫患者在门诊做脑电图时获得的都是间歇期脑电图。对于已确诊的癫痫患者，在神经内科经药物治疗后，癫痫发作控制良好时的间歇期睡眠脑电图就可以满足需要了。若患者有临床发作，但没有充分的证据诊断为癫痫，常规门诊脑电图没有发现癫痫样放电，癫痫发作形式不明确，或是药物难治性、顽固性癫痫患者需要精确定位癫痫灶进行手术治疗，则需要进行长程视频脑电图检测。

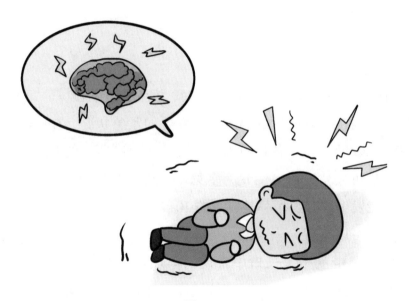

图 17

　　由此可见，即使是在癫痫患者无发作的时候做睡眠脑电图也是有作用的，对于大部分患者都可以通过常规脑电图对疾病进行明确的诊断。但是，有一部分患者则需要做长程视频脑电图，这种脑电图的检测效果更好，放电检测的阳性率更高，可以鉴别临床发作的性质和癫痫发作的性质，为抗癫痫药物选择和手术治疗提供帮助。

宝宝惊厥急救"四要"与"四不要"

何为儿童惊厥?

"医生,我家宝宝抽筋啦!""我家宝宝抽风啦!""看,羊癫疯!"这是在医院就诊的病童常常发生的紧急状况,在医学上称作"惊厥"。惊厥是由于各种原因导致脑功能紊乱所致的儿童急症,任何季节均可发生,以婴幼儿为多见。大约每 100 个孩子中就有 5 个孩子可能发生,其发生率是成人的 10~15 倍。

惊厥可以表现为全身性或局部骨骼肌的不自主收缩,常常伴有意识障碍,也就是家长口中常说的羊癫疯样的发作。突然意识不清,双眼上翻,口吐白沫,四肢抽搐,呼之不应,这是典型的全身性惊厥发作形式。而在 1 岁以下的幼儿中惊厥发作常常可能是不典型的,仅仅表现为突然眨眼、口角抽动或肢体不规则运动等。

惊厥是因为癫痫吗?惊厥是癫痫的一种发作形式,但引起惊厥发作的原因很多,不一定都是癫痫。儿童中最常见的是与发热相关的惊厥发作,主要出现在 3 个月至 5 岁的小朋友身上,排除其他疾病后诊断,临床上叫作"热性惊厥"。惊厥发作多在几分钟内自行停止,如果小儿惊厥超过 30 分钟或短时间内反复惊厥发作可能会造成不可逆的脑损伤，部分患儿可能会留下后遗症。

小朋友出现惊厥怎么办？

孩子出现惊厥时，家长要牢记"四要"。

第一，家长要保持冷静，不要惊慌。

第二，要立即将患儿平躺在安全的地面或床上，头偏向一侧，或者直接选择侧卧位，有利于口腔内容物流出，防止进入气管。

第三，要密切观察患儿情况，记录惊厥发作时间；仔细观察患儿发作时的样子，呼叫他的名字，看看是否有意识，测量体温看看是否有发烧，有条件的可以拍摄视频。

第四，如果惊厥超过 5 分钟，要及时至就近医院就医或拨打120 急救电话。请医生帮忙确认引发惊厥的原因，做好以后的预防措施。如热性惊厥的患儿平时发现发烧后要尽快积极退热。

那么我们可以按压人中吗？

目前没有证据表明按压人中可以缩短发作时间，但是如果过度按压会导致人中处皮肤破损还易继发脑膜炎等不良反应。在这里提醒各位家长，孩子惊厥时的"四不要"：

第一，不要用力按压患儿，特别是按压人中；

第二，不要使患儿接触各种强烈刺激，如声、光刺激；

第三，不要向患儿口腔内塞入任何物品，特别是正在换牙的孩子；

第四，不要喂任何药物、食物和水。

癫痫患儿及家长需要注意什么？

第一，对于有惊厥史的孩子，在饮食方面没有明确的禁忌，羊肉也是可以吃的，但平时应该尽量避免进食过量的咖啡、可口可乐、巧克力等神经兴奋性物质；

第二，要保证充足的睡眠，避免过度劳累、精神紧张，如打游戏、长时间看电视等；

第三，日常活动注意安全，防止溺水或坠落等意外伤害事件的发生；

第四，惊厥作为儿童常见急症，家长应熟悉与知晓"四要"与"四不要"。

（李春培）

如何早期发现遗传性肌肉疾病的儿童？

医学上，由于遗传缺陷而导致以肌肉无力为主要表现的肌肉疾病都可以归入遗传性肌肉疾病这个范畴。对于患儿来说，由于肌肉力量不足导致活动能力下降，可能出现不能翻身、哭声微弱、吞咽无力、不能竖头、不能站立、四肢活动乏力、不能走路、走路不稳、行走步态或上下楼姿势异常等表现。患儿到神经科就诊后，医生的病史询问与体格检查能帮助患儿进行初步诊断。

在临床上有很多疾病都会表现出活动或运动能力的下降，尤其是处在幼儿期，运动能力的发育是整体发育的重要组成部分，几乎所有发育落后的孩子都会表现出运动能力的不足。正因如此，肌肉疾病经常会被误认为是其他疾病，要么被漏诊，要么被过度诊断。一般而言，判断运动能力的损害是否由肌肉损伤所导致，最直接的方法就是看孩子四肢的活动是否正常。而像很多家长所说的"手脚力气很大，躺在床上脚能抬得很高，蹬腿力气也很大，但就不会站或走"，这样的表现在临床上笼统来说可以归入"运动发育落后"。

那些真正患有肌肉疾病的孩子又是怎样的呢？他们手脚的力气大小是左右对称的，不会是一侧大一侧小；他们不会站，是因为双腿的肌力下降，即使躺在床上，两只脚也抬不起来；即便会走，走路的姿势像个鸭子，通常叫"鸭步"。这些在症状上表现出肌力不足的患儿，大多数都属于我们这里所说的肌肉疾病。既然是肌肉疾病，不通过临床检查和实验室辅助检查，一般人是无法知晓发生的原因。例如，仅肌营养不良的疾病就有数十种之多，其中有进行性、先天性和肢带型的。正确区分鉴别它们不仅能得知这类疾病发生的遗传方式，而且对帮助患儿家庭重新规划及患儿预后判断都起到了非常重要的作用。例如，一个孩子在幼儿期被诊断为杜氏型进行性肌营养不良（DMD），在 4 岁时就要面对是否选择激素治疗的问题，在 10~11 岁以后将面对瘫痪、心肺功能衰竭等问题。当被诊断为先天性肌营养不良时，部分病种还会合并神经发育不良、癫痫、脑积水等，有些病种的患者可以接近正常人生活甚至到老年。

　　许多可以确诊的遗传性肌肉病在理论上都能够进行基因检测，这些基因检测对诊断病种和预防家庭再出生患儿具有重要的意义。但是，当有些位点因突变的复杂性无法做出判断时，肌肉活检依旧被作为肌肉疾病确诊或鉴别诊断的"金标准"。目前，大多数遗传性肌肉疾病都没有根治手段。康复护理、心肺功能监测、营养支持、心理支持和人文关怀对提高患者的生活质量、提高生存率有着非常好的效果。

（李西华）

莫将骨肉瘤误作"生长痛"

这是一群被百万分之三的概率"眷顾"的孩子，本该享受无忧无虑童年的他们却患上了一种疾病——骨肉瘤。

骨肉瘤偏爱十几岁的孩子

骨肉瘤是一种主要发生在儿童和青少年时期的恶性骨肿瘤，通常在长骨部位发生，比如胳膊或者腿，也可能发生在骨盆、脊柱、下颚或者身体其他部位。骨肉瘤更偏爱十几岁的孩子，因为这个时期骨生长速度最快，不过小年龄儿童及成人也会有。骨肉瘤总的发病率为百万分之三，意味着中国每年新发 4000 至 5000 例左右。

骨肉瘤究竟是怎么引起的？目前，通常发病原因不清楚，但基因、骨异常代谢或者环境暴露等因素扮演着重要的角色。

骨肉瘤早期症状比较隐匿

从临床数据来看，骨肉瘤早期症状比较隐匿，就诊时大多患儿已是肿瘤中晚期，非常容易发生早期肺转移。有些孩子因为外伤到医院检查拍片时才发现骨病变，而大多数的患儿都没有病状表现，这也使得骨肉瘤患儿一旦发生疼痛或出现肿块，往往已经是中晚期。

骨肉瘤的症状取决于肿瘤的大小、部位以及是否扩散。最常见的症状有：

（1）肿瘤部位的剧痛或者钝痛；

（2）肿瘤部位肿或者摸到包块；

（3）运动或抬高肢体时疼痛明显；

（4）跛行；

（5）患肢活动受限。

患儿出现以上症状要及时就诊，特别是发现一个部位有固定性的疼痛，别误认为是"生长痛"而耽误早期发现和治疗。

专业机构能给予更好的诊治

不少医生对骨肉瘤等恶性骨肿瘤尚不熟悉，如果在一般门诊发现或怀疑，建议将患儿及时转诊到富有经验的专业机构进行诊治。

骨肉瘤分为三种类型

（1）骨旁骨肉瘤：起源于软组织然后到骨骼，生长缓慢，最后侵犯骨骼，好发于20~40岁人的大腿远端后侧。

（2）骨膜骨肉瘤：起源于骨骼周围致密、丰富血管神经的骨膜，比骨旁骨肉瘤更具有侵袭性，通常位于腿骨的近端。

（3）骨内骨肉瘤：病理类型分为9种，包括骨母细胞型、软骨母细胞型、成纤维细胞型、血管扩张型、混合型等。

其他的分类还有普通型骨肉瘤、高级别变异性骨肉瘤、分化良好的骨肉瘤等。

骨肉瘤的治疗不仅仅只有外科手术

儿童骨肉瘤的治疗不是单一的手术治疗，需要多学科团队合作和综合的治疗，包括外科手术和放化疗联合治疗，绝大多数病例需要接受术前化疗（新辅助化疗）、手术切除肿瘤和术后的辅助化疗。根据患儿的状况，可能会有变化，需要和治疗组的医生深入沟通；早期积极的治疗对预后非常重要。

骨肉瘤患儿的康复锻炼非常重要，包括物理训练以及专业理疗，除了躯体上的康复还有心理的辅导，目的是让患儿尽快适应社会环境。截肢的患儿需要装配假肢并进行适应性训练，具体的生活方式改变则主要征询手术医生的意见和建议。术后，根据手术的类型，后续的治疗中要避免剧烈的活动，保肢手术的肢体容易骨折，尽量避免滑雪、滑板以及山地车等剧烈运动。

得了骨肉瘤仍有康复希望

骨肉瘤的预后因素包括疾病的程度、肿瘤的大小和部位、有无转移、治疗的效果、患儿的年龄和全身情况、治疗过程中的顺应性和耐受程度、治疗新方法等。总的来讲，肢体的骨肉瘤比较好治，其他部位的骨肉瘤比较困难，需要更积极的治疗。

值得强调的是，早期快速诊断和积极恰当的治疗非常重要，预后效果也好。但是，无论怎样积极地治疗，仍然有 40% 的骨肉瘤患儿会复发或疾病反复，需要更高级别的治疗（手术和化疗）。存活的患儿也需要定期复查和全面检查。

（王达辉）

儿童驼背的危害与防治

"要站有站相,坐有坐相。"这是父母经常对少年们讲的话。其实,有的少年也郁闷:"谁不想做一个腰板挺直的人,我这是咋回事?"嗯,要小心一种叫"脊柱侧凸"的疾病。

什么叫脊柱侧凸呢?

正常的脊柱实际上是一条直线,而脊柱向左或向右偏移,X线片测量侧凸角度(即 Cobb's 角)大于 10°,就称为"脊柱侧凸"。脊柱侧凸是儿童青少年的常见病和多发病,发病率在 2%~3% 左右,

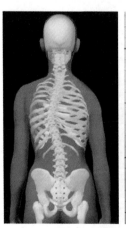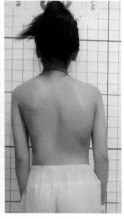

图 18　脊柱侧凸示意图

但只有0.2%需要积极治疗，0.02%才需要手术，全国每年约有1万个孩子需要手术，发病原因尚未明确，跟基因相关。

脊柱侧凸的严重程度该如何划分？

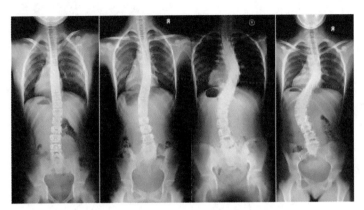

图19 不同程度的脊柱侧凸

表1

Cobb	<10°	10~20°	20~45°	>45°
患病概率	10%	2%	0.2%	0.02%
侧弯程度	脊柱不对称，姿势不良	轻	中	重

如何做到早期发现脊柱侧凸？

根据好发年龄，女孩10~12岁、男孩11~13岁时要特别注意早期筛查，方法如下：

体位：站立弯腰90°，足尖平齐，注意膝关节伸直，双手下垂，放在腿缝当中。

看：从后方观察孩子背部的平齐性，是否有不对称的凸起。

摸：用手沿着脊柱从颈部垂直往下摸，是否有突然偏向一侧的情况。

如果有以上问题，则需要及时到医院脊柱专科门诊进一步检查确认。

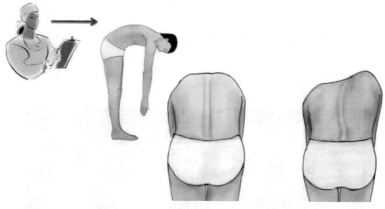

图 20　Adam 症检查标准姿势

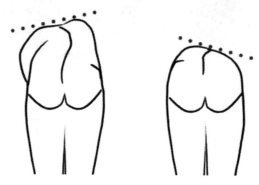

图 21　"驼峰""剃刀背"状凸起

万一得了脊柱侧凸该怎么办?

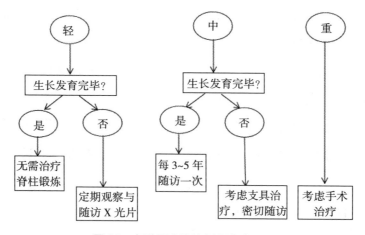

图 22　各种程度脊柱侧凸治疗原则

如果孩子有轻度的脊柱侧凸，家长也不用焦虑，90% 的早期轻症患者，通过姿势矫正，腰背肌锻炼，保持脊柱的灵活性，就可以延缓进展或者纠正。

什么样的锻炼有帮助？

我们为青少年儿童量身定制了一套《脊柱运动健康操》，对于轻度脊柱侧凸的孩子有益，同时健康的孩子也可以将它当作保健操来做，快来跟着视频试试吧！

支具治疗会改变孩子的生活吗？

影响并不大。支具是一种坚硬的塑料支架矫形器，它可以对侧凸施加反向挤压力，控制侧凸进展且允许脊柱生长，但没有矫形或永久矫正作用。

日常生活中即使戴着支具也完全可以做所有的体育活动，它好比牙套，只是临时的矫正工具，能让孩子的身姿变得更美更健康。

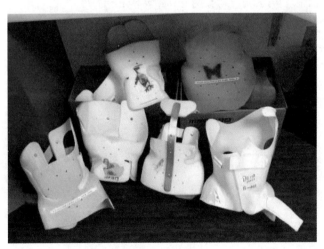

图 23　各种支具

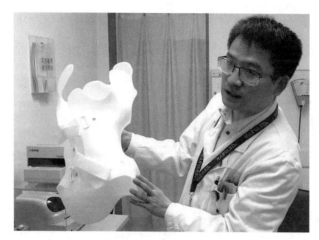

图 24　医生演示支具

　　需要注意的是，青春期是孩子心理变化最快的时期，穿戴支具可能会使孩子产生一些抗拒的想法，要疏导孩子克服不良情绪，务必听从医生的建议，确保支具佩戴的方法及时间正确。面对疾病，家长和孩子要试着用积极乐观的心态面对，学会营造轻松和谐的家庭氛围，共同度过这一特殊的时期；家长也可以和医生、孩子患友家庭多交流，共同为了孩子身心健康积极努力。

（王达辉）

青少年儿童脊柱健康操

国家儿童医学中心 & 复旦大学附属儿科医院骨科团队联合上海马戏学校、上海正中脊医疗中心三方共同推出《青少年儿童脊柱健康操》，视频中马戏学校的孩子们为大家做了专业、规范的动作演示。

脊柱运动健康操
（视频）

动作小贴士

1. 拔河

动作要领：左右平移时保持双上肢、肩与地面平行，不要侧倾。

作用：提高脊柱灵活性。

2. 超人起飞

动作要领：落位时注意四肢之间的距离，始终保持躯干与地面平行。

作用：提高脊柱稳定性。

3. 空中自行车

动作要领：活动过程中保持躯干紧贴地面。

作用：提高腹部核心力量。

4. 猫步

动作要领：行走时保持上半身前倾，练习过程中避免跌倒。

作用：改善胸椎曲度。

5. 燕子飞（腰椎曲度大的患者不适合此动作）

动作要领：头部、双上肢、双下肢都要离开地面／床面，离开后要有停顿，依靠肌肉力量维持"飞行"姿势。

作用：锻炼双侧竖脊肌力量。

脊柱侧弯科普小知识

脊柱侧弯是危害我国青少年儿童的常见病、多发病，常见的脊柱疾病包括特发性脊柱侧弯、先天脊柱畸形、脊柱肿瘤、脊柱结核、脊柱创伤（骨折、截瘫）、脊柱炎症、脊柱脊髓病变等。

目前对脊柱侧弯的治疗主要有三种方法：①轻度侧弯建议定期随访；②中度侧弯建议支具治疗；③重度侧弯建议手术治疗。

既不需要支具也不需要手术的患者，在家锻炼即可，可以参考《青少年儿童脊柱健康操》。

（王达辉）

踝关节扭伤居家处理

踝扭伤常被分为外踝扭伤、内踝扭伤和高位踝扭伤，在儿童中外踝扭伤占踝扭伤的绝大多数。最常见的机制是内翻合并跖屈导致距腓前韧带（ATFL）和跟腓韧带（CL）损伤。

怎么判断严重程度?

外踝扭伤依据韧带损伤的程度和相关发病率被分为三度（通俗语言版，便于非医务人员理解，不作为诊断标准）。

Ⅰ度：疼痛比较轻，稍微肿胀，局部按上去有些痛，没有淤血，还能走路。

Ⅱ度：疼痛比较重，肿胀比较明显了，按上去痛，皮肤出现淤血，踝关节活动受限，走路疼痛。

Ⅲ度：疼痛很明显，肿的非常厉害，一碰上去就痛，皮肤大面积淤血，不能走路。

在不能就医的情况下，Ⅰ度、Ⅱ度外踝扭伤可以尝试在家处理。剧烈外力导致的Ⅲ度外踝扭伤建议专科医生处理。

在家里可以怎么处理？

治疗上，虽然 RICE 原则较老，且被 POLICE 原则所挑战，但对于儿童踝关节扭伤急性期仍然有效且易于实施。通过休息（Rest）、冰敷（Ice）、加压包扎（Compression）和抬高（Elevation），用以消肿并使孩子的不适感减到最轻。

休息：减少孩子的行走。

冰敷：间断冰敷被认为是效果最好的方法。肿胀部位敷 10 分钟——停 10 分钟——再敷 10 分钟——停 1.5 小时（共 2 小时），以此 2 小时为一个周期循环操作。前 3 天，醒着的状况下均可实施。

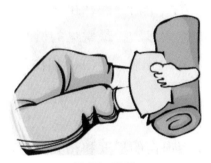

图 25　冰敷

抬高：可平躺，在下肢加枕头或软垫，高于心脏为准。

加压包扎：应包扎内踝及外踝周围以减少肿胀，应在冰敷期间

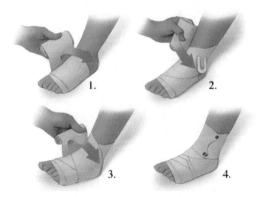

图 26　使用弹力绷带实施加压包扎

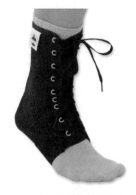

图 27　使用成品护具

应用。可使用弹力绷带实施加压包扎，也可以使用成品的护具。

常见疑问

1. 退热贴是否可以代替冰敷？

有的家庭会常备退热贴，认为也能达到效果。但是遗憾的告诉您：它做不到！

2. 能不能给孩子的脚踝热敷？

我们冰敷是通过局部降温达到收缩血管、减少出血、减轻疼痛的功效，从而减轻关节的肿胀。而热敷则是达到相反的结果，因此不能在急性期热敷。在权威的踝关节扭伤治疗指南中也不存在热敷的处理方式。

3. 急性期可以推拿按摩、涂擦药酒吗？

在急性期按摩，可能会加重已经发生的损伤，RICE 的第一条就是"休息"。

因为儿童的皮肤比较娇嫩敏感，使用一些未知成分的外用药，可能会造成皮肤不适，甚至肿胀加重。

4. 孩子什么时候可以走路？

对于 I 度的踝关节扭伤，在支具的保护下可以行走；若没有护具，一般 2 周可以行走。但还需要根据每个孩子的具体情况决定，以行走不引起不适为准。不要在不平整的平面上站立或行走。

对于 II 度以上的踝关节扭伤，可能存在韧带的部分损伤或断裂，建议由专科医生评估后决定。

（夏天）

儿童多指治疗八问

很多新手爸爸妈妈在宝宝出生后，发现宝宝有手部多指时都十分焦虑和不知所措，在临床工作中常会遇到家长们普遍及具有共性的一些问题，让我们来一起了解一下。

何为儿童多指？

多指是儿童四肢畸形中发病率最高的疾病，约占先天性上肢畸形的40%，尤其是桡侧多指（拇指侧）发病率最高，接近所有多指畸形的90%。在人群中的发病率接近1/1000，男孩略多于女孩，右侧多于左侧。所以说多指是一种十分常见的疾病。

我和孩子爸爸家族中都没有多指的情况，为什么我的孩子多指？

根据临床观察和大样本统计得出的结论，绝大部分的多指是散发病例，通常单侧发病；只有一小部分的多指属于常染色体显性遗传。胚胎发育早期受环境因素影响，药物、放射线、病毒感染等都可能干扰肢芽的形成过程，出生后表现为多指等手部畸形。因此，多指的病因是遗传、环境，或者遗传与环境共同影响的结果。

孩子多指什么时候进行手术比较合适？

多指孩子的手术时机是根据每个孩子不同的多指类型决定的。

单纯软组织相连的多指通常在出生后 3~6 个月进行手术；以纤细的软组织蒂相连的多指，若出现蒂扭转、多指缺血坏死需要紧急手术。

根据孩子的发育情况和各方面风险的综合考虑，大部分类型多指手术可以在出生后 6~12 个月进行。

有骨性连接并涉及关节重建的多指可以在出生后 12 个月左右进行手术，如蟹钳样多指术中需同时进行关节重建、肌腱移位，截骨矫形的复杂多指可以在 1~1.5 岁左右进行手术。通常在孩子入幼儿园之前尽量完成手术。

孩子只是手指做手术为什么是全麻？

儿童多指手术通常采用全身麻醉 + 臂丛神经阻滞麻醉。全身麻醉对儿童来说术中监护等措施完善，孩子的安全性可以保证；神经阻滞麻醉除了术中镇痛外还有术后镇痛的效果。这是目前儿童手术普遍采用的、有效的麻醉方式。全身麻醉有其本身可能出现的并发症，但整体来说安全性值得肯定。

手术后手部能达到正常吗？

是否能达到完全的外观和功能正常也和术前多指类型有关。简单类型的多指一般术后保留的拇指外观及功能都能达到比较理想的状态。但Ⅲ型和Ⅳ型蟹钳样多指、三节拇指畸形等畸形矫正术后仍可能存在手指外观偏小、倾斜、关节僵硬、活动受限等并发症。

术后需要进行康复训练吗？

对于仅行软组织手术的患儿，术后不需要特别的功能锻炼。但是，涉及关节重建、肌腱重建、截骨矫形等相对复杂的多指手术，术后需要进行指间关节和掌指关节的主动和被动屈伸活动，必要时还需要配合外固定支具的治疗。

多指手术有哪些可能的并发症呢？

早期可能出现切口感染、切口裂开，有石膏固定的可能出现石膏松动脱落，有内固定的可能出现内固定松动滑落等情况。

晚期可能出现保留手指的外观纤细、成角畸形、偏斜畸形、Z字畸形、关节不稳或关节僵硬、活动受限、瘢痕挛缩、掌指关节处隆起增大、指甲分裂或凹陷等。

理想的多指手术后结果是恢复拇指长轴线、稳定关节、平衡肌力，有足够大的外观、无畸形的指甲及足够大的拇指。这是所有儿童骨科医生和手外科医生追求的目标。

多指会对孩子造成心理上的影响吗？

多指的小朋友在和小伙伴一起玩耍活动中，发现自己的不同之处可能会有一些负面的心理影响，但目前多指治疗通常在小朋友上幼儿园之前已经完成，负面的心理影响已降到最低，家长也可以放心地安排择期手术。对年龄较大未经治疗的儿童在治疗前后均可以给予适当的心理辅导。

（宋君　王达辉）

冰雪运动中除了预防骨折，
我们还得当心半月板损伤

在 2022 年北京冬奥会上，中国奥运健儿不断刷新纪录，创造历史，也激发了大家对冰雪运动的兴趣。穿上冰鞋、踏上滑雪板，一起享受这飞驰而下快感的同时，也要预防运动损伤的可能。每年冬季，医院急诊骨科都会收治一些因冰雪运动造成小腿骨折的患儿，这些患儿都接受了微创的手术治疗。除了骨折，我们在进行冰雪运动时还得警惕膝关节损伤，特别是半月板的损伤。

半月板的生理功能

正常的半月板由内外各一块月牙形的纤维软骨组成，是膝关节

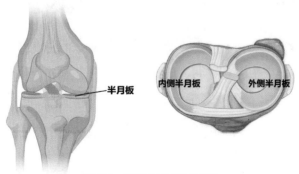

图 28　半月板位置示意图

内给大腿和小腿之间的关节软骨面提供填充减震的"垫片",起着力量缓冲、减震、维持关节稳定和润滑膝关节活动的作用。

半月板损伤的原因

1. 外伤或劳损

外伤是半月板最常见的受伤原因,特别是关节屈伸时发生过度扭转。一般认为,半月板在膝关节屈伸时会跟随小腿移动,而旋转时,其会跟随大腿移动,这就是半月板的"矛盾运动",当这种矛盾运动过度了,就会导致半月板受伤。

在从事冰雪运动时,膝关节不断地屈、伸及扭转,同时加上落地时的冲击力,这使膝关节承受相当大的压力,极易造成半月板的损伤。足球、篮球及举重运动也易造成半月板的损伤。在生活中,长时间跪坐、卫生间蹲坑、过度屈膝等状态下,半月板长期处于高压力牵张状态,容易发生半月板劳损,从而导致退变性损伤。

2. 先天因素

半月板损伤的先天因素包括很多种,最常见的是半月板盘状畸形。这种半月板不是月牙形,而是接近圆形,它的柔韧性和硬度都较正常的半月板差,容易撕裂。

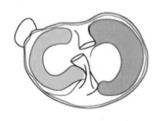
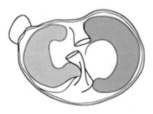
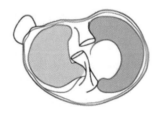

正常半月板   部分盘状半月板   完全盘状半月板

图 29 各种形状半月板

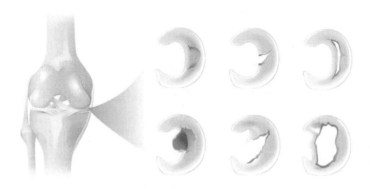

图 30 常见的半月板撕裂方式

半月板损伤的表现

1. 疼痛

损伤时疼痛的程度不一，疼痛范围发生在损伤的一侧。大多数患者发生较小的撕裂后，日常生活中走路、跑步并没有异样，但下蹲、起立时，关节出现扭转，感觉到疼痛。

2. 关节弹响

关节活动时，会有弹响，像摁圆珠笔的声音，尤其在上下楼、上下坡、下蹲起立、跑、跳时，能感觉到膝关节里有声音。

3. 关节交锁

在膝关节进行屈伸活动时，如上下楼梯、跑步，常有突然"卡住"的现象，既弯不下去，也伸不直，这在临床上叫作"交锁"。这时需要慢慢把腿伸直或者甩一下膝盖，休息后症状才缓解。

半月板损伤的预防

在进行冰雪运动前，除了热身及做好防护措施，我们还应该在专业的教练指导下掌握正确的基本动作。在进行冰雪运动时，要量力而行，不要一味追求速度及难度，以免造成不必要的伤害。此外，增强膝关节周围肌肉和韧带的力量可以使膝关节更加稳定及强健。

半月板损伤的治疗

根据损伤程度、病因及年龄等因素，治疗方式不同。轻微的损伤可以保守治疗，但有些则需要进行关节镜下微创手术治疗。当您怀疑孩子有半月板损伤时请及时就医。

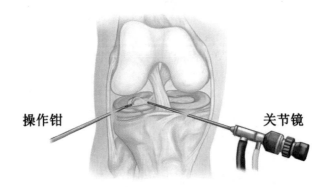

操作钳　　　　　　　　　　　　　　关节镜

图 31　关节镜手术示意图

（黄鹏）

儿童 O 形腿与 X 形腿，是缺钙造成的吗？

有位妈妈的儿子 1 岁半，已经可以独立行走了。可是她看到儿子走路的姿势就很忧心，因为儿子行走的时候腿不直，有罗圈腿的感觉。奶奶说孙子腿弯是因为平时营养不够，没有及时补钙，缺钙才造成腿弯了。这事给这位妈妈造成了很大的困扰。同时她也很想知道，孩子的腿形不好看是什么原因，是因为没有足够补钙造成的吗？

外八字罗圈腿
那点事儿（视频）

搞清楚这些问题之前，先来了解两个关于儿童腿型异常的概念。

儿童腿形异常的类型

儿童腿形异常可以通俗地分为 O 形腿或 X 形腿。O 形腿俗称"罗圈腿"，医学上称为"膝内翻"，即双踝并拢双膝不能靠拢。X 形腿俗称"碰撞膝"，医学上称为"膝外翻"，即双膝并拢双踝不能靠拢。

儿童为什么会出现 O 形腿或 X 形腿，是生病了吗？

首先我们需要了解儿童腿形的正常发育规律。受胎儿体内宫位的影响，刚出生的胎儿至 1 岁半以前都是 O 形腿。开始行走后随着

直立负重，腿形会逐渐变直。2~3 岁后逐渐出现膝外翻（X 形腿），
4 岁时最明显，6~7 岁后，接近成人水平。

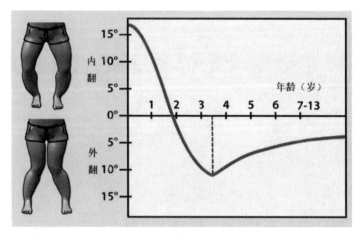

图 32　正常儿童腿形生长发育变化规律

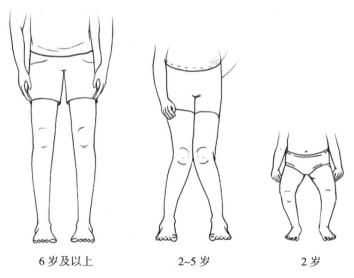

6 岁及以上　　　　　　2~5 岁　　　　　　　2 岁

图 33　不同年龄段的腿形变化

儿童腿形的正常发育变化规律为：从出生时内翻，开始行走后
过渡到外翻,6~7 岁接近成人水平。这种正常发育过程中的腿形变化，
我们称之为"生理性膝内外翻"。

生理性膝内外翻是指与年龄相符的生理性改变，膝内外翻呈双

侧对称性，没有合并其他异常表现，随着生长会自己发育好。

哪些类型的 O 形腿或 X 形腿需要积极治疗？

生理性膝内外翻只需要观察，可以随着年龄逐渐纠正，那么哪些类型的腿形异常需要积极治疗？这里我们要引出另一个概念——病理性膝内外翻。

病理性膝内外翻是指与年龄段不相符的改变，如 3 岁后的 O 形腿或 8 岁后的 X 形腿，家族性的骨代谢性疾病，骨软骨发育不良，膝内外翻非对称性（单侧），膝 / 踝间距 >10~12 厘米。造成病理性膝内外翻的原因有：先天性疾病、创伤后畸形、内分泌疾病、感染、肿瘤和特发性疾病。

儿童 O 形腿或 X 形腿如何治疗？

根据病因不同，需采用不同的治疗方法。对于生理性的，与缺钙无关的，待其自行发育，不需要捆绑、反穿鞋等。对于病理性的需根据具体原因个体化治疗，治疗方法有支具矫正、手术矫正等。只有当诊断为内分泌代谢相关的疾病，如佝偻病、低磷抗 D 佝偻病等才需要在医生指导下补钙。

总之，关于儿童 O 形腿或 X 形腿，鉴别其为生理性或病理性是基础。生理性观察即可；对于病理性如何治疗，需要根据医生的判断来决定。千万不要自行矫正孩子的腿形，结果往往适得其反。

（景延辉　宁波）

孩子骨折了，赶紧炖点骨头汤补补？

"别光啃骨头，快把汤喝了，补钙的""这汤我熬了半天，雪白雪白的，营养和精华可全在这汤里"……作为家长您是否说过类似的话？中国自古就有"吃啥补啥"的传统观念。孩子骨折了，很多家长首先想到的就是熬些骨头汤来促进骨折愈合。骨头汤熬得越久汤越白，营养和精华越丰富，

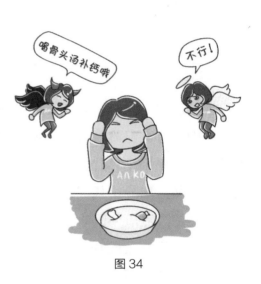

图34

这也是多数家长的生活"常识"，甚至会有家长把骨头汤当作应对骨折的"灵丹妙药"，每天甚至每顿必让孩子喝一碗。家长们应该改变观念了。

骨头汤到底能不能补钙？

骨头中的确含有大量的钙，几乎占动物全身钙含量的90%以上。但是，仅仅依靠炖煮很难让骨头里的钙溶解在汤里。汤汁变白，不

是骨头中的钙熬进了汤里，而是骨头中的脂肪熬到了汤里。即便是熬制了很长时间的骨头汤，每250毫升骨头汤中钙含量不足4毫克，而等量的牛奶当中钙的含量约300毫克。因此，喝一锅骨头汤还不如一袋牛奶补钙效果好。而且，骨头汤内还会有大量的磷，过多摄入会影响人体对钙的吸收。另外，骨头汤内的脂肪含量较高，长期依靠喝骨头汤补钙，反而会导致孩子肥胖。

孩子骨折后，究竟怎么吃？

孩子骨折后，在饮食上并无特殊禁忌，一般无需特别服用钙片或者其他保健品，日常均衡饮食即可满足人体对钙的需求，加强功能锻炼即可促进钙的吸收。建议进食清淡易消化、高纤维食物，少食生冷、辛辣、油腻、煎炸食物，以防上火，不利于伤口愈合或加重便秘。如若孩子特

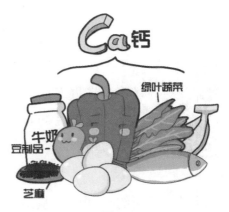

图35

别爱喝骨头汤，家长也可偶尔允许其喝一次，来改善食欲。在骨骼重建的过程中，需要补充优质蛋白和钙质，它们最好的来源是牛奶及奶制品，其含钙量高，钙磷比例恰当，钙质易吸收。结合户外晒太阳，补钙的效果远好于骨头汤。大豆及其制品，鱼、虾、贝类等海鲜，水果及深绿色蔬菜如菠菜、小油菜、芥蓝等也是钙的良好来源。另外，深绿色蔬菜与水果中还含有维生素、镁、钾等，能促进人体对钙的吸收和利用。

千万别再神化骨头汤的作用，合理饮食搭配才是促进骨折愈合的正确选择！

（蔡春慧　赵永信）

石膏固定期间的居家护理

石膏居家护理（视频）

在小儿骨科领域，石膏应用非常广泛，包括：骨折复位固定、术后肢体固定制动、先天性马蹄内翻足的矫形、髋关节脱位复位后的固定、四肢畸形的矫正等等。

无论哪种石膏，也不论是哪种石膏固定形式，石膏固定期间的护理内容基本一致。石膏固定的时间长短不一，根据治疗的需要决定。在石膏固定期间，除定期复查外，其余时间需在家中护理，因而做好家庭护理更为重要。尤其是儿童活泼好动，合作程度和顺从性较差，不会用言语表达自己的感受，护理难度更高。家长在护理时需要注意以下方面：

（1）石膏未干之前：注意不要将肢体放于硬质物体上，以免挤压石膏，压迫肢体；在石膏干结过程中，不能用手指握持石膏，否则会在石膏上留下手指凹痕，压迫下方肢体，需用手掌轻轻地托起。

（2）石膏干结之后：记录打石膏的日期、复查日期、换石膏或拆石膏的预期日期等。可以让孩子在石膏上画上自己喜欢的图画，使得孩子更加配合石膏治疗。

（3）抬高患肢：目的是促进静脉回流，减轻肢体肿胀，这对于骨折的患者尤其重要。例如，下肢可以放到枕头上，上肢要悬吊固定，高于心脏，睡觉时可在身旁放置枕头，将上肢置于枕头之上。

（4）观察肢体末端的温度、颜色、感觉及活动：正常情况下，手指或足趾是红润的，压迫之后，局部变白，松开手，会很快充血，变成粉红色。如果末端持续发白或发紫，皮温低，发凉，意味着肢体血液循环障碍。注意固定后肢体末梢手指或足趾的活动，若出现手指或足趾僵硬，无主动活动，被动活动疼痛难忍，或患儿哭闹不止，则可能出现严重的并发症，需要立即通知主治医生，拆除石膏，采取措施。

（5）观察有无皮肤受压：石膏固定期间，大龄儿童能明确描述是否有不舒服或者过紧、受压的情况；小儿不会准确地描述，父母的观察则非常重要，需要关注孩子是否为异常的哭闹，是否不能按时吃奶和睡觉，石膏内是否有异常的气味等。如有异常，立即通知主治医生，返院治疗。

（6）保持石膏清洁：特别注意下肢石膏的清洁，按时接好孩子的大小便，避免污染；注意不要让泥土、砂石、硬币等硬物进入石膏，刺激皮肤，长时间的异物刺激会发生皮肤破溃和皮炎等，若石膏发生污染，应及时更换；对于普通石膏（硫酸钙石膏），不能碰水受潮，否则会使石膏强度下降，不能起到固定治疗的作用。

（7）石膏边缘：打石膏时，医生会将石膏边缘用衬垫上翻，予以保护皮肤，防止扎伤皮肤，或摩擦皮肤；如果发现石膏边缘外露，则需要用棉制品包裹好。

（8）注意观察石膏松紧及肢体位置：对于骨折患儿，伤后1周左右，肢体消肿，石膏会相应变松，如果位置变化较大，需要重新固定。

（9）按时更换或拆除石膏：在石膏上标记日期是一个很好的方法，可防止父母因为工作繁忙而忘记更换石膏或拆除石膏的时间。

一定要严格遵循石膏固定后的复查时间，不要延误。

（10）洗澡和个人卫生：打石膏期间搞好个人卫生比较困难，尤其是在炎热的夏天，因为石膏不能碰水，所以孩子洗澡非常困难。有人用塑料袋、保鲜膜一类的防水材料将石膏裹起来给孩子洗澡，这种方法也不是很可靠。建议采用擦拭的方式清洁个人卫生，夏天时保持室内凉爽通风，避免孩子过多出汗。

（蔡春慧　赵永信）

警惕这些症状的出现，小心血液病来袭

当您的孩子出现以下几种症状时，一定要引起重视，尽快就医，早发现早治疗。

突然流鼻血 / 牙龈出血 + 身上不明出血点

如果孩子出现异常出血，比如在没有碰撞的情况下突然流鼻血、牙龈出血，身上突然出现了按压也不会消失的血点，可能是儿童急

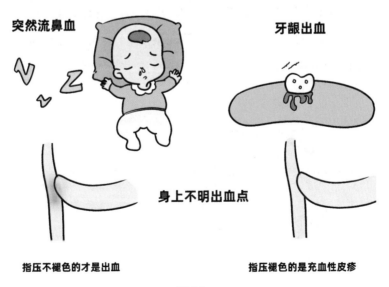

图36

性血小板减少性紫癜。此时您再回想一下，孩子是否感冒刚好？前段时间是不是刚打了疫苗？只要符合了其中的一种情况，一定要尽快带孩子就医。

如何判断是日常充血还是异常出血？当孩子的皮肤出现出血点时，首先应该弄清楚是充血还是出血，可以通过指压法来判断：指压不褪色的才是出血，指压褪色的是充血性皮疹。日常充血会逐渐消退转好，疾病情况下会出现周围皮肤充血变严重，以及多种症状并发。如果发现情况没有好转，请家长尽快带着孩子就医。

淋巴结肿大 + 发热

淋巴结肿大的部位出现结节，摸上去很硬且不会移动，一定要尽快就医。因为引起淋巴结肿大的原因可能是感染，也可能是其他疾病。但是，很多家长却误以为就是呼吸道感染，由感冒引起的，没关系，吃点药就好了。家长遇到这种情况，千万要重视。此外，平时给孩子洗澡时，一定要多注意摸摸淋巴结的部位，颈部、腋窝、腹股沟处，看看腹部，摸摸有没有肿块。

需要注意的是，前面这两种症状（出血 + 淋巴结肿大且发热），如果分开出现，大家还能慢慢观察观察。但如果异常出血、身体突然出现出血点、淋巴结肿大和发高热，这些症状同时出现了，那么请各位家长一定要小心了！

发热 + 淋巴结肿大 + 出血、贫血

提醒各位家长，如果发现孩子有持续发热、脸色苍白、身体异常出血和出现出血点、淋巴结肿大等症状，可能预示着第三种疾病——儿童白血病。

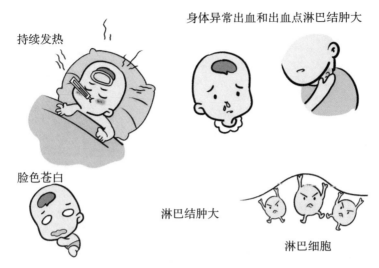

图 37　儿童白血病

　　但是儿童白血病不再是绝症，儿童白血病的 5 年生存率能达到 80%，总生存率可达 90%。

　　如果发生这种情况，家长们不要绝望，早发现早治疗。

（翟晓文）

"小白"多可怕?

白血病俗称"血癌",是由于造血干细胞增殖分化异常而引起的恶性疾病。无疑,在谈癌色变的年头,得小儿白血病是人们感情上难以接受的。但是,小儿白血病真的那么可怕吗?

2014年,我国儿童急性淋巴细胞白血病的5年生存率已经达到了80%,急性髓系白血病也达到60%。当下临床治疗效果显著提高,儿童白血病并非绝症。

小儿白血病真的那么可怕吗?得了白血病就会死亡吗?

小儿白血病是一种比较凶险的疾病,但白血病并不等于不治之症,尤其儿童白血病的治愈率相比成人要更高。现在有化疗、造血干细胞移植、免疫治疗等多种治疗方法,很多早年经治疗的白血病儿童现在已经结婚生子,恢复正常人的生活。

由于媒体近年来广泛的宣传报道,更多人开始重视白血病,而随着医疗技术和医保政策等的改进,得了白血病接受治疗并康复的患者也比以前多了。

得了小儿白血病怎么办？

儿童白血病的主要治疗手段为：化疗和骨髓移植。化疗是儿童白血病治疗的主要方案。治疗时间一般为2~3年，如果遇到治疗并发症、病情反复或者复发，治疗时间和费用会相应增加。急性非淋巴细胞白血病要进行大剂量化疗，强度要比"急淋"高，费用也比"急淋"要高一些。骨髓移植价格较高，很多经济困难的家庭无力负担，目前各地医院都在发展各种帮扶基金，并建立社工组织提供援助，为有经济困难的白血病患儿家庭带来希望。

小儿白血病与哪些因素有关？我们应该如何预防小儿白血病？

白血病的产生有其内因和外因。为预防白血病，必须提高自身免疫功能。白血病的病因目前还不明确，唯一确定的是，它属于多因素致病。除了有遗传的因素，还与化学因素、放射因素、病毒因素等环境因素有关。研究人员发现，可能的环境因素是苯、甲醛、杀虫剂等世界公认的可致癌物质，核辐射、各种电离辐射也可以引起人类白血病。

研究证实，环境污染、食品污染等因素都可能导致白血病。例如，某些瓜果蔬菜上有残留农药，以及一些不符合卫生标准的食品和饮水都有可能是致病的原因。

（翟晓文）

如何让宝宝远离感冒？

在上海，每年 11 月 15 日至次年 4 月 15 日是流感等冬春季呼吸道传染病的高发时期，尤其是"一老一小"更易中招。

普通感冒是上呼吸道感染的一种表现类型，临床以鼻咽部症状为主，如鼻塞流涕及咽部不适或疼痛，可伴有轻度发热或头痛，多由鼻病毒、冠状病毒、副流感病毒、呼吸道合胞病毒等引起。流行性感冒不同于普通感冒，是由流感病毒感染所致，有全身症状（如高热、全身不适及精神萎靡），但鼻咽部症状较轻。

普通感冒是儿童最常见的疾病，多为病毒感染所致，除了流感病毒有针对性抗病毒药物以外，其他病毒没有特异性的治疗药物，主要为对症处理。孩子凭借自身免疫力，抵抗病毒的入侵，使身体痊愈。然而，孩子的免疫功能正处于从低到高的发育过程中，如果机体不能及时控制病毒感染，则感染范围就会扩大，可能发展成气管炎、支气管炎，甚至肺炎；有些孩子还可以在短时期内出现反复呼吸道感染，给父母带来很大的烦恼。

如何减少感冒的次数，或者如何增强孩子的免疫力，是很多家长最为关注的一大问题。孩子的免疫力是由很多因素决定的，当孩子出现反复感冒时，应该分析可能的原因，并给予针对性的处理。

影响宝宝免疫力的因素

（1）自身因素：主要包括患儿年龄、营养状态、对环境温度变化的适应能力等。

早产儿或双胎免疫功能相对较差，年龄越小免疫力越差，这是一些难以改变的因素，但有些因素可以改变。目前有许多孩子由于不良的饮食习惯，出现偏食现象，蛋白质摄入量明显不足，导致免疫功能较差；此外，受到父母过度保护的孩子，对环境变化的适应能力不足，受凉、剧烈运动后，容易出现机体免疫力一过性降低，出现呼吸道感染。

（2）环境因素：主要为生活环境传染源（如感冒患者）较多、有影响孩子免疫力的环境因素（如被动吸烟或室内装修空气污染等）、季节因素及不合理使用抗生素等。

宝宝出生初期，由于接触的人比较少，感冒也少，随着孩子长大，接触感冒患者的机会就会增加，进入幼儿园的集体生活后，感冒发病次数明显增加。但随着孩子慢慢长大，其免疫力也随之提高，通常5岁后感冒发生次数就会逐渐减少。

生活环境中的空气质量同样也非常重要，室内吸烟、装修污染、空气不流通等因素会降低呼吸道的免疫功能，增加呼吸道感染的机会。而每到秋冬季或冬春季，环境气温变动增加，呼吸道病毒感染人数就会增加，在这个季节，孩子的感冒次数同样会随之增多。

此外，滥用抗生素也可能会导致机体免疫功能发育延迟。肠道的菌群类型与机体免疫功能的发育息息相关，大量不合理使用抗生素，使得肠道菌群失调，不仅会引起肠道功能紊乱，也会阻止机体免疫功能的发育。

如何增强宝宝的免疫力？

孩子的免疫力是培养出来的，有些先天或环境因素虽难以避免，但也有许多是家长能够做到的。

（1）调整营养状态。对于有偏食、厌食习惯的孩子，要调整其饮食习惯，强调均衡饮食，同时要补充优质蛋白类食物，以适应孩子各器官发育的需要。

（2）逐步培养孩子适应环境的能力，平时不要过度保暖，可以通过呼吸冷空气、冷水洗脸及游泳等方法，提高孩子对寒冷的抵御能力。在上幼儿园之前，应进行适应性锻炼，以免进入幼儿园集体生活后，感冒频发。

（3）强调室内多通风，减少室内不良气味，注意个人卫生，大人在接触婴儿之前要养成勤洗手的习惯。

（4）减少不必要的药物使用，比如不合理地服用抗生素及中成药。

（王立波）

关于小儿哮喘您知道多少?

小儿哮喘能否痊愈? 这是许多患儿家长共同关心的一个问题。小儿哮喘确实有随着年龄增长而逐渐减少发作次数的趋势,从临床实际来看,哮喘的预后往往与患儿的起病年龄、病情轻重、病程长短、治疗是否及时和适当,以及是否有个人及家族过敏史有关。

如果儿童时期哮喘经常发作、哮喘发作的程度相对较重或有哮喘家族史的患儿,则到成年时继续发作哮喘的可能性比较大。

肺功能的损害程度

如果患儿哮喘发作程度比较轻、发作次数比较少、肺功能损伤比较轻,相对来说比较容易痊愈。如果发作程度重、次数频繁、肺功能损害比较重,这种患儿痊愈的可能性相对较小。

儿童支气管哮喘预防

支气管哮喘反复发作对患儿生长发育和生活、学习影响较大,应尽早预防。

(1)避免接触过敏原和找出诱发因素,避免过劳、淋雨、奔跑及精神情绪方面的刺激。尽量避免接触和及时处理已知过敏原,如接触花粉、应用阿司匹林等药物，有条件的可以改善环境或易地生活。

（2）锻炼身体。

（3）减少患儿的精神刺激和思想负担。对待哮喘患儿应避免以下两种不正确倾向：过分宠爱和迁就；或对病孩关心太少，甚至对其产生厌弃和冷淡的态度，以致增加患儿心理上的压力，对病情不利。

儿童支气管哮喘的药物治疗

哮喘常用药原则上可分为长期控制药物和快速缓解药物两大类：

（1）长期控制药物：糖皮质激素、长效 β_2 受体激动剂、白三烯调节剂、缓释茶碱及色甘酸钠等。

（2）快速缓解药物：短效 β_2 受体激动剂、茶碱及抗胆碱药物。

家人如何照顾及护理哮喘患儿？

1. 建立一份孩子的"家庭病案"

详细记录孩子每次哮喘发作的日期、具体时间、地点、轻重程度，发病当天的气候情况，有无特殊饮食和特殊化学物质的接触，用药情况，发病前 24 小时内生活中发生过的特殊事件等，从中可找出发病的某些规律，从而采取相应的措施。

2. 布置一个适合哮喘儿童的生活环境

（1）选择阳光充足、清洁、通风、干燥的居室，并严禁吸烟；床上用具应尽可能使用棉织品，不要用皮毛、丝棉或羽绒等制成的被褥。

（2）家中不要养猫、狗、兔、鸽子等，更不能让这些动物进入哮喘儿童的卧室。

（3）家人不要用香味浓烈的化妆品，更不要给孩子抹化妆品；

一切有浓烈气味的化学物质，如油漆、汽油、杀虫剂等均不宜让患儿接触。

（4）给孩子买玩具时，应选择木、布、金属等材料制作的，不要买皮毛或厚绒制成的玩具，而且玩具以无气味者为佳。

（5）注意患儿饮食。鱼、虾、螃蟹、葱、蒜、韭菜和过酸过辣的食物以少吃为好。当发现孩子吃了某种食物有哮喘发作时，必须停止进食该种食物。

（6）忌精神紧张和过度疲劳。家长要引导患儿保持乐观的心理状态，学会自我调节，保持心理平衡，避免情绪激动。

（7）忌自作主张随意用药。应在专科医师的指导下用药，不要单纯根据广告宣传自行用药。不明成分、无生产批号的药物以及所谓的偏方不能滥用。

（8）忌着凉感冒。加强防寒耐寒的锻炼，如用冷水洗脸、按摩鼻部，并随季节的变化增减衣服。必要时可应用增加机体免疫力的药物。去公共场所戴口罩。

3. 培养哮喘儿童良好的生活习惯

（1）饮食、睡眠、大小便要定时；平时不饱食，不吃过咸或有刺激性的食物。

（2）要让孩子每天有一定的户外活动。

4. 注意监测孩子的哮喘先兆

哮喘患儿在哮喘发作前往往有先兆，如连续打喷嚏、不断咳嗽、烦躁、精神不振、呼吸加快等。发现哮喘先兆时，要及时用平喘药，以防哮喘大发作。

（陆爱珍）

心脏杂音越响，心脏病越严重？

先天性心脏病患儿有哪些发病信号？

大多数先天性心脏病的孩子在 3 岁以前出现症状，反复发生呼吸道感染，特别是反复发生肺炎，而且症状迁延不愈，治疗较困难。这些孩子往往体格比较瘦小、活动量差，严重者在婴儿时期就开始出现喂养困难（表现为吃奶费力、速度缓慢）、多汗、气急和烦躁等症状。

患复杂性先天性心脏病的孩子往往在出生后几个月内出现口唇和甲床发绀。部分病孩平时无明显症状，只是在体检时才发现有心脏杂音。因此，当孩子出现上述症状时，应当去小儿心脏专科就诊，明确是否患有先天性心脏病。

先天性心脏病患儿为何易患感冒或肺炎？

某些先心病患儿，如室间隔缺损、房间隔缺损和动脉导管未闭的患儿，因为存在左半心的血液通过缺损或动脉导管分流到右半心，使肺部血流量增加，平时处于肺充血状态。如同时有心功能减退（左半心衰竭），血液还将淤积于肺部血管，这样的一种肺充血和肺淤血的状态，使肺部局部抵抗疾病的能力降低，一旦感冒，便很容易发展为支气管炎和肺炎，而且炎症较难控制。

心脏杂音越响，心脏疾病越严重吗？

心脏杂音系指心音以外的其他紊乱的音响成分。部分病孩病情较轻，日常表现与正常小孩无明显差别，只是在体检时会发现有心脏杂音。

当心脏有畸形，血流通过异常通道或狭窄的部位时，便可产生湍流，形成心脏杂音。可以说，大多数先天性心脏病患儿均可在一些特定的部位听到杂音。

但是，并不是所有的心脏杂音都是由心脏病引起的，其他情况如高热、运动和贫血，可因流经心脏和血管腔内的血流流速加快、血液黏稠度降低而产生湍流，形成杂音。这种杂音较短、柔和和低调，因不是由于心脏病变所致，故通常称为"无害性杂音"。

无害性杂音还常常可见于正常小孩，这些小孩无心脏病变，可视为一种生理现象，对小孩健康无不良影响，故不必治疗。

先天性心脏病的治疗方法有哪些？

首先是不开胸治疗。近年来随着科学技术的迅猛发展，许多对患者创伤性较小的新方法已经成功地应用于先天性心脏病的治疗。非开胸治疗是指采用心导管的技术，将特殊的装置从血管内送至心脏或血管的特定部位，对心脏血管畸形进行修补的方法。

该方法的优点是不需打开胸廓和心脏，创伤小、痛苦小、比较安全、效果好和恢复快等。但并不适合所有类型的先天性心脏病患儿。

其次是开胸手术治疗。包括姑息性手术，这是一种减轻病孩症状、延长生命的手术治疗方法，适用于某些不能一次性根治手术治疗的先天性心脏病。常见的方法有两种：肺动脉环束术和体－肺分流术。

此外，还有根治性手术，这是一种为了达到彻底治疗目的而实行的方法。

先天性心脏病患儿手术后为何要做定期复查？复查项目有哪些？

先天性心脏病患儿到小儿心脏专科定期进行检查十分重要，专科医生的定期观察可以及时发现和处理发生在患儿身上的一些问题，可以及时帮助家长做出手术或导管介入治疗的决定，而不至于延误患儿的治疗时机。

另一方面，有些先天性心脏病如室间隔缺损和房间隔缺损等存在自然闭合的机会，故定期随访使医生有可能及时发现这些患儿已经"自然痊愈"，从而尽早地减轻家长们的精神负担。

（黄国英）

儿童突然心跳加快，
是怦然心动，还是心律失常？

病房里一位年轻妈妈正在努力给她 4 个月大的宝宝喂奶，可宝宝拒食又哭闹不安。小王医生巡房时发现宝宝脸色苍白、气促明显，听诊后发现心跳快到每分钟 240 次，拉了床旁心电图，经判断是室上性心动过速。小王医生立即予以药物注射，宝宝心跳加快的症状才得以缓解。小王医生很后怕，还好发现及时，如果宝宝持续心跳加快，后果将不堪设想，可能会出现缺氧、休克、猝死等严重后果。

在收治的患儿中，有不少儿童，尤其是不会说话的小婴儿，因为家长没有及时关注，延误了诊治。

这种容易让人忽视，但是可能对宝宝的健康造成威胁的"心动过速"，到底是一种什么样的疾病呢？让我们一起来了解一下吧！

何为心动过速？

大家都知道，心脏是人体的发动机，维持身体供氧和血液循环的肌肉泵。这个小电泵内有固定的电路活动，来维持自己的跳动，而病理性心跳过快是一种心肌细胞的电活动起源异常或者电路轨迹异常，导致心脏跳动异常增快。发现后应尽早就医，否则可能会导致严重后果，如心力衰竭、休克、心肌病、心搏骤停。

然而，并不是所有的心跳加快都是不正常的。在日常生活中，运动、情绪激动、喝咖啡、饮酒后会出现心跳加快，可在休息后逐渐缓解，这属于正常的生理性心跳加快。

但是，当出现突然发生持续的心跳加快并且休息后仍无法缓解，或者反复心跳加快发作，这两种情况可能均为病理性心跳加快，都建议尽快前往就医。建议就诊科室为心内科、急诊科。

火眼金睛识别小儿心动过速

家长们该如何识别孩子是否心动过速呢？对于年长儿和婴幼儿，我们首先可以按照如下心动过速判断图进行简易判断。在具体表现症状上，年长儿和婴幼儿会有所差异。

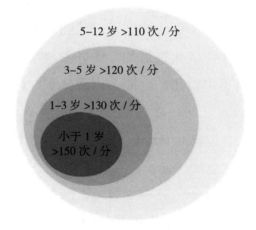

图 38 儿童心动过速判断标准图（年龄段）

1. 年长儿

（1）心悸：自感心跳异常，如自感"落空感"、心脏好像要从胸口跳出来。

（2）心前区不适：自感好像心前区有一块很重的石头压着，严重者可出现胸痛。

（3）气急、严重者可出现呼吸困难：自感呼吸不畅、缺氧，出现用力呼气和吸气。

（4）浑身出汗，乏力。

（5）脸色苍白，黑蒙，头痛，严重者可出现晕厥。

2. 婴幼儿

婴幼儿不会表达自己的感受，当宝宝出现心动过速时，常常有哭闹不安、拒食、脸色苍白、手足冰凉、气促、大汗淋漓、呕吐等表现。若找不到孩子反常的原因，一定不要忘记心动过速的可能，家长此时将手掌置于婴幼儿左侧胸口处，可明显感觉到孩子心跳非常快。

小儿心动过速怎么办？

当家长发现了这种症状，却无法立即到达医院，可尝试以下措施：对于意识清醒的年长儿，可将其脸部置于冰水中或以瓦氏动作来刺激迷走神经，这对于一些阵发性室上性心动过速可能有效。

1. 将脸部置于冰水中，或用冰毛巾敷脸。润湿毛巾后，放至冷冻层急速冷却 10~15 分钟，取出后敷于儿童脸部数秒，若尝试两次仍无明显缓解，则须立即就医或尝试其他方式。

2. 瓦氏动作"三步曲"

第一步：45° 半卧位，深吸气后用力吹动注射器活塞向前移动并坚持 15 秒（若无注射器，可深吸气后捏鼻用力呼气 15 秒代替）。

第二步：平躺，将患儿双腿抬起 45° 保持 15 秒。

第三步：45° 半卧位 30 秒。

3. 用手指或压舌板刺激咽喉部诱导恶心感。

总结

孩子突然心跳加快，需警惕快速性心律失常，应尽快就医，完善心电图等检查并及时治疗。意识清醒的儿童，可用冰毛巾敷脸、瓦氏动作或刺激咽喉部诱导恶心感，以尝试终止阵发性室上性心动过速发作（友情提示：具体实施效果因人而异，请将就医作为病情发作后的首选方法）。

（王定美　储晨）

腮腺炎、流脑、麻疹高发的春天，
保护好您家娃

春季是小儿急性呼吸道传染病的高发季节，此时更要注意呵护那些易受感染的体弱儿童。以下介绍几种常见的春季急性呼吸道疾病的防治：

流行性腮腺炎

流行性腮腺炎由腮腺炎病毒引起，病毒借飞沫和密切接触很容易引起流行。

当在托幼机构发现了腮腺炎患儿时，首先要及早隔离。因患儿在腮腺肿胀前 7 天到肿胀后 9 天均可从唾液中排出病毒，具有传染性，所以隔离要至腮腺肿胀完全消退为止。由于存在没有症状的隐性感染患儿，所以在集体儿童机构中接触腮腺炎的小儿应留检 3 周，若有可疑患儿应暂时进行隔离。

对流行性腮腺炎的患儿，应充分休息，直到腮腺肿胀完全消退。还要注意患儿的口腔清洁，进食流质或半流质食物，忌酸辣食品，同时还要多饮水。

在整个病程中要注意有无头痛、呕吐、颈部活动不灵活，如有以上症状，应及时到医院诊治，以防脑膜炎并发症、胰腺炎以及生殖腺并发症。推荐 1 岁以上儿童进行正规的疫苗接种。

流行性脑脊髓膜炎

流行性脑脊髓膜炎（简称"流脑"）是由脑膜炎奈瑟菌引起的疾病。流行高峰多在春季，小儿发病率最高。

病原菌经呼吸道飞沫传染，多危害抵抗力较差的小儿。春天发病患者数占全年 80% 左右，这是因为春季气候转暖，但又缺乏足够的阳光照射，适宜于细菌繁殖。同时春节后人口大量流动，易造成流行。我国曾是流脑高发国家之一，自采取以脑膜炎球菌多糖疫苗为主的综合措施后，流脑报告发病率持续下降，因此及时接种疫苗非常关键。

流脑的最初症状是发热、咳嗽、咽红等，与普通感冒没有什么区别，当病菌侵入血液后，就表现为突然高热、头痛、寒战、呕吐，全身可有出血点。严重者可出现休克及脑实质损害，常可危及生命。就诊及时者，仍有部分患儿残留有听觉损伤、智力障碍等后遗症。

接种流脑疫苗可以提高儿童对流脑病菌的抵抗力，是预防流脑比较可行的方法。平时应保持室内及公共场所的空气流通，多晒太阳。婴幼儿需避免到人群拥挤的地方，如超市、影院等。托幼机构如出现流脑患儿，要对环境进行消毒，并及时向疾控中心进行报告。

麻疹

麻疹由麻疹病毒引起，冬春季是发病的高峰。麻疹好发于 9 岁以下儿童，但近年发病年龄有两极化趋势，8 月龄以下和 15 岁以上年龄组发病率增高。患麻疹的患儿极易并发肺炎、急性喉炎、中耳炎、脑炎等，是危害儿童健康较严重的疾病。

在麻疹疫苗问世之前，麻疹是无人能幸免的疾病。虽然目前已被较好地控制，但由于未接种疫苗的人口流动，麻疹还是容易传播。

麻疹前期可表现为发热、头痛、流涕、怕光伴有眼结膜充血。过了 2~3 天便可发现颊黏膜近第二臼齿处有白色的小点。3~4 天后热度升高，在皮肤上逐渐生现玫瑰色斑丘疹，皮疹出齐后逐渐褪去，留有色素沉着。

麻疹一旦流行，托幼机构应加强晨检或暂停接送，隔离检疫。对未接种过疫苗的体弱儿童及有结核病的患儿，接触 5 天内可给予注射人丙种球蛋白来预防。

患儿住过的房间应用紫外线照射消毒或通风 30 分钟，用过的衣物应在太阳光下照晒或用肥皂水清洗消毒。接触过患儿的成人应更换外衣，洗手洗脸，并在室外停留 20 分钟后方可接触健康儿童。

此外，在流行期间患病小儿应多吃富含维生素的食品，注意休息，菜肴以清淡爽口为宜。

（时毓民）

宝宝得水痘怎么办？

冬春季节是水痘的高发季，让我们和关注宝宝健康的宝爸宝妈们聊一聊水痘吧！

水痘到底是什么？

水痘是一种儿童常见疾病，主要表现为皮疹，是由水痘－带状疱疹病毒（VZV）感染所导致。它起病比较急，传染性又强，而且还很狡猾。我们不直接接触水痘患者就不会感染了吧？不行哦，它还可以通过呼吸道传播。一般冬春季发病率较高，秋季也有发生。从发病年龄上看，5~9岁的儿童发病率最高，学生和学龄前儿童是水痘发病的主要人群。

得了水痘啥表现？

普通水痘：水痘接触史＋典型的水痘皮疹特征。水痘是有潜伏期的，一般2周左右，最长可达3周。大约有一半儿童感染了水痘－带状疱疹病毒之后会有一些症状，在皮疹出现前24~48小时出现发热、不适、恶心、头痛，偶尔有腹泻。皮疹出现后24~72小时全身症状明显。此外，部分宝宝感染后可能还会再生带状疱疹，这个和宝宝免疫力有关，一般是在免疫力低下时才会发生，宝爸宝妈要注意一下。

水痘皮疹长啥样？

皮疹初为红色斑疹，后依次转为丘疹、疱疹、痂疹。由于皮疹是分批出现的，因此我们可以在皮肤上同时看到四个阶段的皮疹，可以称为"四世同堂"。

水痘并发症有啥？

免疫抑制的宝宝、新生儿、青少年、有皮肤和肺部慢性疾病患者容易发生并发症。

（1）继发皮肤细菌感染：是最常见的并发症，因感染细菌不同会有不同的表现，可继发脓疱疹、蜂窝组织炎、淋巴结炎和皮下脓肿等。

（2）脑炎：临床表现与病变的部位、范围和严重程度有关。如果宝宝反复发热、突然的全身或局部肌肉抽搐、嗜睡、昏迷、呕吐、呼吸不太规则，以及对平时能够回答的一些简单问题回答得明显不对，请及时就医。

（3）肺炎：多见于免疫缺陷儿童和新生儿，可表现为咳嗽、咳痰、胸闷、呼吸比较快等。

（4）其他：少见的并发症包括肝炎、心肌炎、血小板减少、肾炎等。

宝宝得水痘怎么办？

（1）新生儿（出生后 4 周内的宝宝）：住院治疗。因为新生儿免疫力低下，症状一般较重，所以建议住院治疗。

（2）一般治疗：由于皮疹早期患儿常有明显的痒感，而疱疹壁薄又容易破，所以对一般小儿水痘的治疗主要是止痒和预防继发性细菌感染。如果宝宝痒得厉害，可以局部使用一点炉甘石试剂涂抹。应注意保持宝宝皮肤清洁，防止继发细菌感染。宝宝应该穿柔软内衣，注意修剪指甲，睡觉前戴好手套或者用柔软的布把手包好，以免睡眠时无意中抓破疱疹。

（3）抗病毒治疗：阿昔洛韦是目前首选的抗 VZV 药物，适用于中、重度水痘患者和免疫抑制患者。由于该药物是处方药，要根据患儿的病情开具药品。当宝宝症状较重、比较烦躁时，一定要及时去医院。

怎么保护小宝贝？

水痘的传染源是水痘和带状疱疹的患者，通过呼吸道或者直接接触患者疱疹液传播，传染期为出疹前 1~2 天至疱疹干燥结痂为止。因此，水痘患者应隔离至身上的疹子全部结痂为止，宝贝们要尽量避免和水痘患者接触。

当前，水痘最有效的预防方法是接种水痘疫苗。1 岁以上未患过水痘的小儿可接种水痘减毒活疫苗进行主动免疫预防，最佳的接种策略是两剂疫苗。

对于疫苗也有话要说

（1）水痘疫苗是减毒活疫苗，特殊人群如免疫低下或者免疫缺陷人群、孕妇等是不建议接种的。

（2）使用过静脉丙种球蛋白的人群至少 3 个月内不能接种水痘疫苗。

（3）对疫苗成分过敏也是不能接种的。

（4）疫苗接种后 4 周内应避孕。

水痘是具有高传染性的出疹性呼吸道传染病，多呈自限性，健康儿童感染后大多症状轻微，预后较好；感染后可获终生免疫，一般很少发生第二次水痘感染。接种水痘疫苗是目前最有效的预防手段，不过接种疫苗也是有限制条件的，宝爸宝妈需要提前了解一下。希望小朋友们不要因为水痘错过一些重要的时刻。

（雷英　朱燕凤）

您的孩子接种 HPV 疫苗了吗？

人乳头瘤病毒，即 HPV，是球形 DNA 病毒，是一种常见的生殖道感染病毒，可引起扁平疣、寻常疣、黏膜感染、宫颈癌、直肠癌、外阴癌等严重疾病。

其主要传播方式有母婴传播、间接接触（通过接触感染者的衣物、生活用品、用具等）、密切接触、性传播等多种传播途径。

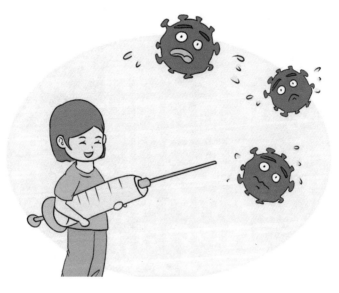

图 39

由于 HPV 病毒感染与宫颈癌的发生紧密相关，为预防宫颈癌，注射 HPV 疫苗是目前最有效的方式。当前市面上针对 HPV 的疫苗包括二价、四价和九价这三种。总体来看，效价越高，能预防的病毒种类越多，价格也相对更高。

世界卫生组织已经推荐所有国家都开展全国范围的 HPV 疫苗接种。在首次性生活前接种疫苗将有最佳的预防效果。目前，九价人乳头瘤病毒疫苗已获得中国国家药品监督管理局批准，适用年龄扩大至 9~45 岁。9~13 岁的少女接种 HPV 疫苗的预防效果会更好，尽早、尽小接种 HPV 疫苗才能达到更好的保护效果。

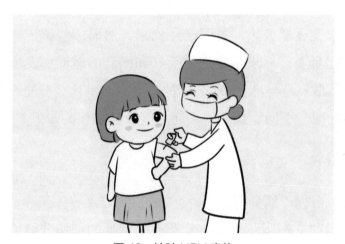

图 40　接种 HPV 疫苗

但需要注意的是，即便在接种了 HPV 疫苗后，也并非万无一失，仍需要定期行妇科筛查。

尽管对于有些疾病我们尚且无能为力，但在宫颈癌这件事情上，我们已经拥有了 HPV 疫苗。目前，只有 HPV 这一个疫苗是可以预防癌症的。接种 HPV 疫苗能让孩子终身受益，为了保护儿童的健康成长，如果家里有女孩的，家长们最好尽早安排孩子打疫苗。

（牟凡　王慧娴　张慧敏　杜宣瑾）

145

夏日的尴尬——儿童"狐臭"

随着天气逐渐炎热，暑假已经到来，然而一些孩子却不愿意和朋友们一起玩耍，原来是燥热的天气和剧烈的运动引发出汗，从而使他们腋下散发"异味"。那么这种"异味"是什么？原因何在，又该怎么治疗呢？下面，我们将一起了解腋臭的相关知识。

浅识腋臭

腋臭（俗称"狐臭"）是腋窝处的顶浆分泌腺（又称"大汗腺"）分泌的不饱和支链脂肪酸，被分布在腋窝处的细菌分解后所产生的特殊气味。

为什么要治疗腋臭？

由于大汗腺到青春期才开始发育，老年时逐渐退化，故腋臭多在青春期发现，其异味以出汗后更明显。

虽然腋臭对患儿身体健康没影响，但是会严重影响其生活和社交，会使患者感到自卑、减少与人交流、逃避集体活动。

腋臭的原因

目前医学界普遍认为，遗传因素在腋臭的发病中起着重要作用，腋臭的发病主要与 ABCC11 基因相关。

另外，青春期雄性激素增多，大汗腺分泌旺盛，同时腋窝部位含有大量的细菌、真菌等微生物可以对汗液进行分解，易于产生异味。03BMI 的升高与腋臭的发病率也显著相关，这可能是因为肥胖的患儿易多汗，引起腋窝的细菌数目显著增加，更多地分解大汗腺的产物。

腋臭的治疗

为了使患儿告别负担，更自信地面对生活，接受规范的治疗是非常必要的。

目前可以通过多种治疗手段抑制顶泌汗腺的分泌或清除顶泌汗腺，消除腋臭形成的必要条件，从而达到治疗或治愈的目的。

相关治疗主要分为非手术和手术两大类：

非手术治疗中主要包括药物类的除臭剂、A 型肉毒杆菌素局部注射等方式，但均只能够暂时缓解症状，难以彻底治愈。

而手术清除"恼人"的汗腺是治疗腋臭最有效的方法，且基本能做到根除且复发率较低。医院整形外科在这方面具备丰富的经验，且以"小切口"切除汗腺，除了能达到根治外还最大化地达到美观效果。

总而言之，腋臭虽不会对身体产生器质性的损伤，但其异味会使患儿在日常生活中产生诸多不便，造成严重心理负担，让我们一起为患儿的健康心理发育筑起一座坚固的城墙，让孩子们在夏季里肆意挥洒汗水！

（张宋春媛　董晨彬）

宝宝秋冬季湿疹如何护理?

　　每到秋冬交替，气温变化，年龄小的宝宝由于皮肤娇嫩就会出现湿疹，这让很多爸爸妈妈吃不下饭、睡不好觉。可怜天下父母心啊！如何让可爱的宝宝在秋冬季节避免遭受湿疹"袭击"呢？

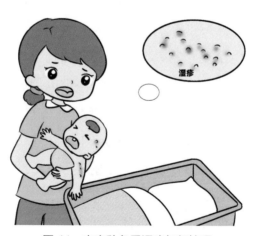

图 41　宝宝秋冬季湿疹如何护理

宝宝有湿疹还能吃母乳吗？妈妈饮食上需要注意什么？

　　很多宝妈都比较关心湿疹是否影响宝宝母乳喂养的问题。建议妈妈们还是首选母乳喂养。如果湿疹严重的话，6月龄及以上的宝宝建议测过敏原来决定妈妈应该忌食何种食物；6 月龄以下的宝宝，建议妈妈忌食辛辣以及菌菇、海鲜、大闸蟹等食物。

湿疹宝宝在护理上需要注意什么？

首先要注意宝宝的皮肤保湿，每天用弱酸性的沐浴露洗浴一次，水温控制在 37℃左右，洗浴时间 10~15 分钟，洗完后擦干再给宝宝涂上保湿修护霜。

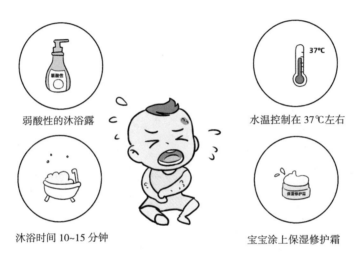

弱酸性的沐浴露　　　　　　　　水温控制在 37℃左右

沐浴时间 10~15 分钟　　　　　　宝宝涂上保湿修护霜

图 42　湿疹宝宝在护理上需要注意什么

如何让宝宝在秋冬季节避免遭受湿疹？

湿疹的预防是个比较复杂的问题，首先要确定湿疹是什么原因引起的，然后再避免引起湿疹的可能原因，才能起到预防作用。一般 3 岁之前宝宝湿疹与食物关系较大，3 岁以后的宝宝湿疹与吸入过敏原关系较大。秋冬季时，要坚持修护宝宝皮肤的屏障功能，避免宝宝皮肤直接接触冷空气和羊毛、腈纶等制品。

宝宝湿疹能够彻底治愈吗?

关于这个问题,理论上,湿疹是不能够治愈的,只能缓解。但随着机体免疫功能的完善,症状会逐步减轻或不明显。一般孩子在 2~3 岁以后,湿疹症状会得到明显改善,但有湿疹家族史的孩子会延长到青春期后。

(王榴慧)

宝宝秋季腹泻如何护理?

秋季是宝宝发生腹泻的高峰期,主要是由于天气多变且温差大、婴幼儿容易受凉、身体抵抗力下降,加上轮状病毒流行而导致。腹泻是婴幼儿尤其是 2 岁以下婴幼儿的常见病,很多宝宝都曾经发生腹泻,但是很多家长却并不清楚如何护理一个腹泻宝宝。

宝宝秋季腹泻一般是什么原因引起的?

宝宝秋季腹泻一般是由病毒引起的,特别是轮状病毒。轮状病毒感染有明显的季节特点和年龄特点,一般好发于 6 个月至 3 岁的

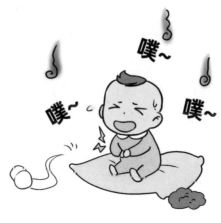

图 43

宝宝。从上海地区的流行趋势看，每年的 9 月份到第二年的 1 月份是发病的高峰季节，特别是 11 和 12 月份。轮状病毒感染的宝宝大便多为水样便或蛋花汤样便，容易造成宝宝脱水，所以临床症状明显的孩子需要积极就医。

预防秋季腹泻，宝宝需不需要接种轮状病毒疫苗？

接种轮状病毒疫苗有助于提高婴幼儿的机体免疫力，可以有效预防疾病的发生。但是，由于轮状病毒的基因型和血清型较多，一次预防接种可能无法预防所有类型的轮状病毒感染。不过，一般接种过疫苗的孩子，再次感染的症状可能稍轻，病程也可能缩短。

孩子腹泻总不好，需要使用抗生素吗？

腹泻包括感染性腹泻和非感染性腹泻。感染性腹泻由细菌、病毒、真菌、寄生虫等引起。一般来说，细菌性的腹泻才需要用抗生素治疗，滥用抗生素也可能造成抗生素相关性腹泻。因此，如果宝宝腹泻总不好，需要去医院看病而不能随意使用抗生素。

宝宝得了秋季腹泻应该怎么护理？吃东西的注意事项

宝宝皮肤娇嫩，腹泻过频容易造成肛周皮肤发红甚至糜烂，爸爸妈妈们一定要努力保持宝宝臀部的干燥清洁，勤换尿布，避免皮炎的发生。

饮食上可继续母乳喂养，大孩子以清淡饮食为主，忌油腻和高蛋白的食物。如果宝宝呕吐剧烈，可暂禁食 4~6 小时，待呕吐好转后可逐步恢复饮食。

（黄瑛）

幽门螺杆菌感染离您的孩子有多远？

1983 年，澳大利亚的两位科学家发现幽门螺杆菌（Hp）是引起胃炎和胃溃疡等疾病的病因所在，并于 2005 年获得了诺贝尔生理学与医学奖。从此，幽门螺杆菌便成为出名的细菌之一，尤其是平日胃肠功能不太好的朋友，对此更为关注。儿童会不会感染幽门螺杆菌？感染后会有什么不适表现？需要吃药吗？这些都是家长们非常关心的问题。

幽门螺杆菌无处不在

幽门螺杆菌具有很强的传染性，其主要的传播途径是"口—口传播"和"粪—口传播"。已知的危险因素包括：家庭成员中有感染者、社会经济状况差（卫生状况差、居住条件拥挤、多人同睡一张床）、缺乏对母亲喂养知识的教育和辅导、不洁净的食用水。Hp 感染在家庭内有明显的聚集现象。父母感染后其子女的感染机会比其他家庭高得多。

幽门螺杆菌的危害

幽门螺杆菌是引起慢性胃炎、消化性溃疡、胃黏膜相关淋巴样组织淋巴瘤和胃癌的主要致病因素，早在 1994 年世界卫生组织就将 Hp 列为引起胃癌的 I 级致癌原。首次报道儿童 Hp 感染是在 1986 年。儿童自身免疫和防御机制不完善，易受外界致病因子侵袭，因此相对于成人，更易被 Hp 感染。50% 以上成人 Hp 感染在儿童期获得，一旦感染，很少自然根除，严重者可引起组织恶变。Hp 除了导致消化系统疾病，还可能与儿童不明原因缺铁性贫血、慢性特发性血小板减少性紫癜、儿童生长发育迟缓等疾病有关。

感染幽门螺杆菌都需治疗吗？

全世界约有一半人感染幽门螺杆菌，其中仅少部分人有临床症状。感染后是否发病与细菌的毒力、个人体质和环境因素有关，并不是所有感染幽门螺杆菌的患儿都需要进行治疗。若患儿有腹部不适、恶心、呕吐、嗳气、反酸、黑便等消化道症状，或无症状体检提示 Hp 感染，建议做个胃镜检查，以明确 Hp 感染和了解胃黏膜的受损情况。

如何预防幽门螺杆菌？

儿童幽门螺杆菌治疗后易复发，因此，要加强预防措施。具体为：

（1）家庭成员中有 Hp 感染时，应注意饮食卫生，进餐时提倡家庭分餐制，全体家庭成员 Hp 筛查。Hp 感染患者的呕吐物、粪便要及时清理，尽量做到消毒。

（2）加强 Hp 科普知识宣传，避免大人嚼碎食物给孩子吃的行为，教育儿童从小养成良好的卫生习惯，如饭前便后洗手，不喝生水，不吃未洗净的瓜果和蔬菜，避免摄入饮料。改善儿童居住环境，防止环境污染和水源污染。

（3）避免接触猫、狗等宠物，接触后应洗手或消毒。

（4）注意口腔卫生，定期更换牙刷。目前 Hp 疫苗已在进行临床研究，不久的将来有望应用于临床。在 Hp 流行区域，儿童接种预防性疫苗可减少 Hp 的发病，即使疫苗缺少完全的保护性，它仍可缩短治疗周期，提高传统疗法的效果，防止再感染。对于已有反复腹部不适、呕吐等消化道症状的患儿，应及早行胃镜和 Hp 筛查，以早期诊断、早期治疗。

（周颖　黄瑛）

您的孩子应该睡多久？

婴儿期、幼儿期、学龄前期及学龄期、青少年期，对于各个年龄段的孩子，父母并不一定清楚他们需要睡多少小时。曾经在门诊碰到因为一天睡 15 个小时而来就医的新生儿宝宝，也遇到过嗜睡 1 个月的小学生，限于彼时医疗条件没有发现是胰岛素瘤，最后因脑损伤严重而夭折。

睡眠时间因人而异，但睡少了会引起一系列健康问题：

（1）儿童时期睡眠时生长激素释放增加，睡少了会影响身高；

（2）易怒，脾气暴躁；

（3）注意力不集中；

（4）肥胖、头痛、高血压、糖尿病等等。

推荐的儿童睡眠时间如下：

（1）婴儿（4~12 个月）：12 至 16 小时（包括午睡）；

（2）幼儿（1~2 岁）：11 至 14 小时（包括午睡）；

（3）学龄前儿童（3~5 岁）：10 至 13 小时（包括午睡）；

（4）小学生（6~12 岁）：9 至 12 小时；

（5）青少年（13~18 岁）：8 至 10 小时。

如何帮助孩子养成良好的睡眠习惯？

充足睡眠是健康生活的头等大事。父母要做规律生活、健康作息的榜样，帮孩子形成一定的生物节律，比如何时起床、何时吃饭、何时午睡、何时玩耍，这样有助于孩子在该睡觉时顺利入眠。晚上不宜安排过多活动，避免孩子过度兴奋而难以入眠。

白天进行有趣的和多样的活动，呼吸新鲜空气，夜间再做个好梦，就是完美的一天！

睡前1小时不允许孩子看电视，使用电脑、手机。当然这些东西不应当出现在孩子卧室里，特别是晚上。

为宝宝创建一个舒适安静的睡眠环境。柔和暗淡的灯光，适宜的温湿度，床上也别摆很多玩具。

不要在6个月前给孩子食用固体食物。提早摄入固体食物无助于宝宝睡个好觉，却可能导致宝宝因为肚子疼而睡得更糟。

需要学会识别孩子睡眠问题。儿童最常见的睡眠问题包括入睡困难、夜间频繁醒来、打鼾、拖延和抵制睡觉、睡眠呼吸暂停，或睡觉时呼吸声重。如果出现上述情况，需要就医查找原因。

（黄剑峰）

化解宝宝的噩梦

夜间突然听到宝宝的哭叫声，父母来到床边时，入睡的宝宝已醒，哭诉自己做了噩梦。此时，父母要安慰宝宝就应学会如何使宝宝走出噩梦。

什么样的梦叫噩梦？睡眠时做梦是常见的事，1~2岁的婴幼儿已会诉说自己做了梦。约60%~70%的3~6岁儿童会被噩梦困扰。睡觉时出现的噩梦是一种睡眠障碍，当宝宝做噩梦后会很快地醒来，大哭大叫，不让大人走开，有时会说看见了可怕的东西或有坏人在追他。从噩梦中惊醒时可有短暂的余悸，一般没有明显的惊恐不安，无幻觉，全过程只有1~2分钟，待宝宝完全清醒后有较清楚的回忆。若宝宝每天都做相同的噩梦，或噩梦持续1~2个月，甚至白天也有莫名其妙的惊慌，家长就应特别关注，寻找原因，带孩子到医院诊疗。

做噩梦事出有因，噩梦常发生在睡眠周期中的眼球快速运动期，这个时期通常是我们做梦的时期。宝宝在白天碰到了某些强烈的刺激，比如看到恐怖的电视或听到恐怖的故事，这些都会在大脑皮层上留下深深的印迹，到了夜深人静时，其他的外界刺激不再进入大脑，这个刺激的印迹就会释放而发挥作用。有时宝宝身体不适或有某处病痛也会出现噩梦。当宝宝生长快，摄入的钙跟不上需要，或神经发育不成熟都会导致噩梦。

家长可以尝试以下方法，来化解宝宝的噩梦。

第一步：在宝宝做噩梦哭醒后，家长要将他抱起，安慰他，用幽默、甜蜜的语言解释没有什么可怕的东西，以化解宝宝对噩梦的恐惧感。

第二步：家长要了解宝宝在白天看见了哪些可怕的东西，向宝宝讲清不害怕的道理，免得以后再做噩梦。有的宝宝在下雨刮风时看到窗外的树或其他东西不断地摇晃，就会和可怕的东西联想起来，入睡后自然会做噩梦。因此，家长可带宝宝到窗外走走，让宝宝知道窗外并没有什么可怕的东西，那些摇晃的东西不过是风吹动所致。

第三步：做噩梦的宝宝在第二天往往还会记住梦中的怪物，家长可让宝宝将怪物画下来，以培养小儿的创造力，然后借助于"超人""黑猫警长"的威力打败怪物，以安慰宝宝。

第四步：宝宝初次一个人在房间睡时，因害怕而会做噩梦，此时家长可以向宝宝讲一个人睡的好处，可以开个小灯以消除宝宝对黑暗的恐惧；也可以打开房间门，让宝宝听到父母的讲话声，感到父母就在身边，这样就可安心入睡了。

第五步：预防宝宝做噩梦。父母在白天不要给宝宝太强的刺激、责备和惩罚。不要给宝宝看恐怖的电视、电影和讲恐怖的故事。入睡前半小时要让宝宝安静下来，以免过度兴奋引起噩梦。

（时毓民）

处方笺

意外伤害预防

热点问题

医师：＿＿＿＿＿＿＿＿＿＿

临床名医的心血之作……

高空坠落，现实生活中能够避免吗？

烁烁一个人在家，搬了小板凳，放到打开窗户的窗台下面，爬上板凳，拿着水枪向外面的世界扫射，感觉很开心。外出回家的妈妈打开门，却发现烁烁就站在窗台下面的板凳上，顿时紧张起来，在那一瞬间，烁烁回头看妈妈，却不小心翻身摔出了窗台，从五层楼高的地方坠下。

这是电视剧《了不起的儿科医生》中第一集的场景，虽然这只是出现在影视剧中的场景，但现实中像烁烁这样发生意外的孩子也有很多，并且他们可能并没有剧中的烁烁那样幸运地被抢救回来。

返回剧中，烁烁坠楼有6点值得关注：

（1）烁烁一个人在家；

（2）一个人在家真的很无聊，给自己找点乐子；

（3）烁烁家的窗户是全部敞开的；

（4）烁烁能够搬小板凳，站在板凳上，上半身就超过了窗台的高度；

（5）烁烁妈回家打开门意识到危险，叫了声"烁烁"；

（6）烁烁听到妈妈的声音，转了身，但脚却踩空了，然后上半身不稳，就坠落了。

反观现实生活中，发生高空坠落的孩子无外乎以下几种情况：

（1）家长将孩子一个人留在家里：孩子睡着了，以为他／她不会醒；把孩子交给 iPad、手机，以为孩子就不会做其他的了；

（2）家里的窗台、阳台没有防护设施；

（3）窗台边、阳台上放置孩子可以攀爬的桌椅，或者窗台下放张床；

（4）孩子玩耍，家长聊天。

如何避免烁烁事件的发生呢？做爸爸妈妈、爷爷奶奶的，不妨从以下几方面来着手：

（1）优质看护：看护孩子的时候，不妨放下您手中的手机、遥控器、iPad，放下朋友间的聊天，专心地看着孩子，跟孩子一起玩。

（2）和孩子一起找一找：在家里，阳台上，窗台边，哪些是安全隐患？

（3）装修不马虎：家里有孩子的、没有孩子的，都有必要在窗台、阳台设置防护设施。家里有孩子的更是要做防护栅栏，窗台边、阳台上不放置桌椅板凳。家里没有孩子的也要防止朋友的孩子来家玩耍时出现意外。

剧中的烁烁很幸运，既做了 ECMO（体外膜肺氧合），又做了头颅手术，可那只是电视剧，不是现实。

（郑继翠）

寒假意外多注意，别让宝宝变佩奇

每年寒假是儿童意外伤害高发时段，《中国青少年儿童伤害现状回顾报告》数据显示，超过一半的烧烫伤病例为1~4岁幼儿，家中是发生烧烫伤最常见的场所。每当寒潮来临，冬季取暖容易导致"低温烫伤"，表面看起来仅是红肿或小水泡，但其实皮肤深部已经受到损伤，如果处理不当，后果很严重。

无论是低温烫伤，还是我们常见的烧烫伤，大部分烫伤事件是可以预防的，接下来我们来介绍一些防烫小贴士以及低温烫伤的处理方法，为孩子们的寒假安全保驾护航。

冬季里特殊的烫伤

与常见的热烫伤不同，冬季因为天气特殊，使用的用品不同，就会引起特殊的烫伤——低温烫伤。低温烫伤一般是指长时间接触中等温度（44~50℃）的热源，造成从真皮浅层向真皮深层及皮下各层组织的渐进性损害。打个比方，低温烫伤就像烤红薯一样，长时间低温烤，表面不黑不焦，而里面已经熟透了。

低温烫伤初期多有水泡，并且较小，外观颜色比较深，这是水泡液多带血性或创面瘀血所致。去除水泡后，创面除瘀血外，可见基底苍白，渗出比较少，弹性比较差，痛觉迟钝或丧失。

而低温烫伤深度有时会被误诊，在临床上烫伤早期创面常有完整水泡，初诊时容易误诊为Ⅱ度烫伤，而延误了处理时机。由于各种原因使致伤因素未被发现而继续起作用，热能继续蓄积并进一步损伤真皮深层及皮下组织，从而造成Ⅲ度烫伤。

孩子的神经末梢感觉相对迟钝，而且家人怕其冷，会用暖水袋、暖手宝来取暖，如使用不当，很容易引起低温烫伤。每到冬季，医院都会收治一些被取暖器、暖水袋、暖手宝烫伤的患儿。

此外，由于寒假放假在家，家长一疏忽，孩子也会因为触碰到开水、热油等高热物质而发生急性皮肤损伤。家长要格外注意饮水机、热水器、取暖器、煤气灶、热水壶、微波炉、洗浴器等的使用安全。除此之外，带娃外出，烫伤也时有发生，如公共场所的热水、餐厅的热菜和火锅等都会导致孩子烫伤。

如何避免烫伤？

可以给灶台加个防护罩，孩子就不容易碰到火；烧完饭后将长把锅柄向内放，小朋友就拿不到锅柄；给婴幼儿冲奶，试好奶温再给孩子饮用，就会避免孩子的消化道烫伤；热饮热汤放在孩子不易触及的地方；给孩子洗澡时，放好水试好温再给孩子用，不要单独把孩子留在浴盆里。

如果有时间，家长可以让孩子一起找找容易引起烫伤的东西，一起贴上火苗的贴纸，孩子就不会去以身试热了。

此外，冬季使用取暖设备如热水袋时，可以在热水袋外面使用隔离套，或者被子里暖和后就把热水袋拿开，以免身体局部长时间接触热水袋而引起低温烫伤。

这里为孩子们写了一个防烫小贴士，即：一看、二问、三碰。

一看：不知道是冷是热的时候，先看有没有冒烟。

二问：问大人"这个是冷的还是烫的"。

三碰：如果没人帮忙，就用手背轻轻地快速碰一下试温。

烫伤后该如何处理？

在接触超高温物体后，我们会马上躲开，并立刻采取凉水冲洗等急救措施，可以在一定程度上控制伤害。而在低温烫伤中，由于接触时间长，热源造成的伤害可以深入到皮下较深处的组织。对于轻度的低温烫伤保持水泡自然吸收，如果破溃，需要局部消毒护理，保持干燥。

如烫伤程度深或不能明确是否是低温烫伤，或者无法确定是否可自行处理时，建议及时就医。但切忌外涂牙膏、酱油等物品。

寒冷的冬季，既要给皮肤保温，又要给皮肤适当降温，不要不小心烫伤而留下遗憾的疤痕。不然，变成佩奇的红皮肤就不好啦！

（郑继翠）

一颗花生米毁了一个家庭，
海姆立克急救法一定要会

医院急诊抢救室内又出现了惊险一幕，结果令人痛心和惋惜。一名1岁左右男孩被紧急送到儿科医院急诊，到院时已经插管，瞳孔散大。根据家长的描述，可能是吃了花生呛到嗓子里，导致小男孩窒息。急诊医护人员奋力抢救，仍回天乏术。

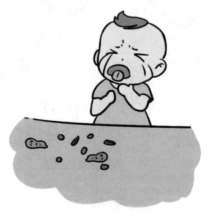

图 44

在各种新闻里也能发现此类事件层出不穷。据不完全统计，儿科医院急诊每月都会收治此类气道异物患儿，情况不同，轻重不一，但如果不能在第一时间现场正确处理，预后往往不佳。

原因在于，正常情况下，一旦人的大脑缺氧 5 分钟，抢救存活的概率只有 50%，缺氧 8 分钟以上几乎无生还可能。一方面，小年龄幼儿无法分辨什么是适合自己的食物，如果被花生之类的坚果呛住，不能及时呼救；另一方面，很多家长并不知道异物呛入气道后该如何施救，手足无措，导致错过抢救的最佳时机。

其实，一个简单的动作就可能帮助自己的孩子脱离危险，挽救一个家庭。

我们应该立即采用海姆立克急救法排出异物，具体的做法如下：站在或跪在孩子身后，并将双手环绕在孩子腰部，一手握拳；将握拳的拇指紧抵孩子腹部，位于脐上和胸骨下的腹中线上；另一只手握住握拳的手，向上快速冲击孩子腹部；反复快速冲击，直到把异物从气道内排出。

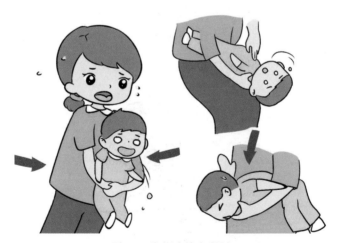

图 45　海姆立克急救法

在此，医护人员呼吁广大家长一定要注意婴幼儿的饮食，一定要学会海姆立克急救法，在关键时刻不仅能帮助自己，也能帮助他人。

（郑章乾　胡纯纯）

小磁珠，大危害

关于磁力珠危害的科普文章已经很多，但是每年医院还是有很多因磁力珠引发的急诊手术病例。

首先介绍一下什么是磁力珠。磁力珠又称"百克球"。商家称"百克球"最大的好处是可以释放压力、放松自己，当工作学习劳累的时候，玩一会儿"百克球"，会很快放松下来。它几乎适合任何年龄的人，更适合家长与孩子同乐，最大限度发挥他们的想象力和创造力，只要想得到，它就做得到。对于小朋友来说，彩色的小珠子总是充满着吸引力，很像糖果。小朋友会好奇能不能吃，是什么味道，于是悲惨的故事就发生了。

三天前，奶奶去做家务，让小明自己玩，等爸爸妈妈回来时，2岁的小明已经误食磁珠，还呕吐了一次。但爸爸妈妈没太在意，觉得珠子可以自己排出体外。可是两天过去了，小明总是哭闹，怎么哄也停不下来，吃什么吐什么，哭累了才会消停一会儿。于是，爸爸妈妈赶紧带小明来看急诊。腹部平片提示磁珠位于右下腹，一共11颗。

谁都不知道小明是一次食入还是分次食入的，所以当6小时后随访腹部平片发现异物位置几乎没有改变时，考虑小明可能是分次

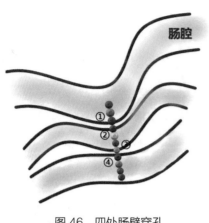

图 46　四处肠壁穿孔

食入，导致磁珠之间夹住了肠壁，自行排出的可能性较小，医生果断决定手术探查。

通过微创腹腔镜探查，在回盲部找到了异物，术中发现有 3 颗已经进入结肠，另外 8 颗分别位于小肠两处，每处 4 颗。这样回顾分析，小明可能最早先食入了 3 颗，但是奶奶一直没有发现，于是小明又误食了 4 颗，过了一会儿觉得没尝出味道，又吃了 4 颗。

这 11 颗磁珠，互相紧密地吸在一起，形成了 4 处肠穿孔。虽然手术十分顺利，但是仍对小明造成了不必要的伤害。

这种情况多见于学龄前儿童。小小的磁珠能有这么大的危害，需要家长多多注意。

那么，吃了磁力珠一定要做手术吗？极少有不手术观察的情况。小朋友如仅食入 1 颗，或者数颗一起食入，那么我们可以等待观察自行排出；但如果是分次食入，那么基本要手术治疗取出；另外，如果误食后发现及时，建议马上就诊，有可能通过无创胃镜取出。

磁力珠不单单只危害学龄前儿童，对于青少年同样有伤害。处在性启蒙阶段的青少年对生殖器官充满好奇，可能会尝试将磁力珠从尿道口塞入，每年也会有数例患儿因此就诊。一名 12 岁男孩，因为好奇塞了 25 颗磁力珠，无法取出，最后通过开腹手术从膀胱中取出。

因此，我们呼吁应避免儿童接触磁力珠，对青少年使用时也应加强教育，避免造成不必要的伤害。

（王作鹏）

孩子骑行活动多，戴头盔很有必要

道路安全中的"一盔一带"一直是网络讨论的热点问题。孩子户外活动多，如骑自行车、玩滑板和轮滑等，头盔能够有效地在户外活动中保护孩子们的头部，防止儿童发生意外伤害，减轻头部损伤。

为什么要佩戴头盔？

头部是我们身体的"司令部"，如果"司令部"出了问题，其他部位就有可能失灵，互不配合，会扰乱人体的正常活动。对于孩子，头部更为重要，因为年龄越小，头部占据的体积就越大，受损伤的机会就越多。因此，为了孩子们能够协调运动，能说能写能表达，家长们在活动中就要时刻留意孩子们的情况，注意保护他们的脑袋。

孩子不仅在骑车、玩滑板和轮滑时要戴头盔，在乘坐自行车、摩托车和电瓶车时同样也要佩戴相应的头盔。不仅孩子要戴，家长在骑车时也一样，一定要戴头盔，不仅为了自身安全，同时也给孩子做了榜样。如果担心买了太多头盔占据空间，至少应该给孩子买一顶头盔。

如何选择头盔?

家长在选购头盔时,首先要了解头盔的种类和功能,常见的有自行车头盔、轮滑头盔、滑雪头盔、摩托车头盔和电动车头盔等。选择符合婴儿和儿童用规范的自行车头盔。自行车头盔也可在玩轮滑、滑板车时使用(必须看清头盔厂家说明是否适合),毁损后必须更换新头盔。因此,家长在购买头盔时要注意看产品说明,选择合适的头盔。

医生和安全工作者不建议 1 岁以内孩子坐自行车。因为孩子的颈部没有发育完全,不足以承受头盔的重量。幼儿头盔比较轻,设计上是可以覆盖枕后部的。

如何正确佩戴头盔?

讲到正确佩戴头盔,估计很多家长会偷偷地笑:"这有啥难的,不就是戴个帽子吗?"其实,头盔的正确佩戴还是有要求的。第一,要选择适合孩子的头盔;第二,头盔要端正,前后不倾斜;第三,前沿距孩子眼眉两指宽;第四,脸颊两侧的带子呈 V 字形,交汇处位于孩子耳朵下方,张口时不感觉紧。

(郑继翠)

儿童安全座椅：不仅必装，更要会用

日前，黄女士遇到了一件糟心事。她带着孩子去夏威夷度假，却没想到在路上遇到了当地警察巡查，4 岁半的孩子因为没有使用安全座椅被逮了个正着。警方开了张罚单，要求她交罚款的同时参加儿童乘客安全相关培训。

与黄女士一样，很多家庭未重视孩子的安全问题。《中国汽车社会蓝皮书》显示，75.66% 的汽车未装儿童安全座椅，43.12% 的家长乘车时怀抱孩子，39.95% 的家长曾让孩子坐于副驾驶位置，10.05% 的家长认为安全气囊能保护孩子。另外，安全座椅错误使用率达 80% 以上。

要知道，正确使用儿童安全约束系统可以使儿童交通事故死亡率降低 71%，入院率降低 67%，轻微伤降低 50%。那么，家长们应该如何挑选适合自己孩子的安全座椅并正确使用呢？这里提出几点建议：

正确选择与使用安全座椅

新生儿至 1 岁以内婴幼儿必须使用后向式安全座椅。当然 1 至 3 岁（体重 25 千克以内）的孩子最好也使用，不用急着让孩子使用前向式安全座椅，因为小年龄儿童使用时的脊柱损伤概率及严重程度较后向式更大。为了孩子的安全，使用适用范围内的座椅越久越好。

4至7岁（体重36千克以内）的儿童需要使用前向式安全座椅，最好带有五点式安全带。

8至12岁甚至更大年龄儿童乘车时需要使用增高座椅，直到他们身高体重达标能够正确地使用成人安全带为止。

冬季脱下外套乘坐更安全

安全座椅应安装在后排，避开安全气囊。如果孩子被安全气囊击中，会导致更严重的伤害。后排座位中间是最佳位置，这个位置比两边靠门的位置都安全，能降低孩子在汽车撞击中受伤的概率。但如果中间位置不具备安装条件，则需要把座椅安装于其他两个座位。

后向式安全座椅设有角度调节器，可以参照说明书和孩子自身情况，按要求设置倾斜度，一般来说倾斜角度为30°至45°。牢固安装儿童安全座椅使其左右、前后移动不超过2.5厘米。

需要注意的是，后向式座椅肩带稍低或平于肩膀，而前向式座椅肩带平于或稍高于肩部。

除了正确安装和调节肩带，在使用安全座椅的过程中还需要注意，冬天时应脱下厚重外套再坐上安全座椅。因为座椅的紧凑设计是为了最大程度保护孩子的安全，如果孩子穿得太厚，安全带不能提供足够的保护，一旦遭遇撞击，孩子易从安全带中滑出。

家长们在冬天可给孩子穿上轻质夹克，戴上帽子，把背带调整舒适后盖个毯子以保暖，厚重外套到户外再穿。

此外，座椅周围不要放置太多玩具，防止汽车行驶过程中造成其他的意外伤害；对于长途旅行，需要做好充分准备，途中做适当休息。

无论是后向式安全座椅还是前向式安全座椅，家长调节肩带时均需要注意五点：

　　（1）胸夹与胳肢窝平行；

　　（2）胯带正好压在幼童胯部位置；

　　（3）肩带紧贴肩部；

　　（4）肩带系紧的标准：两个手指掐不出多余肩带；

　　（5）后背不要放置任何物品。

选择儿童座椅的原则

　　（1）家长要根据孩子的年龄、身高、体重和生长发展趋势选择合适的约束系统。

　　（2）约束系统参照私家车的说明书。每款座椅都有适合的车型，每辆车的说明书上都会有关于如何在固定位置安装安全座椅的介绍及安装方法。

　　　　　　　　　　　　　　　　　　　　　　　　　（郑继翠　张澜）

儿童溺水，这些预防和急救知识您必须知道

　　来自儿科医院的一项统计数据显示：近年来儿童溺水的平均住院时间为 9.3 天；就诊的儿童溺水者中，36％死亡，51％留下后遗症。对溺水者越早施救，抢救成功率越高。如抢救不及时，4~6 分钟就会发生不可逆的脑损害。那么，如何辨别儿童溺水者呢？医生提醒，儿童戏水一般会发出很多声音，一旦安静无声，尤其是看起来像"趴"或"站"在水里发愣，家长就要警惕了。

　　溺水是造成中小学生意外死亡的第一杀手。如何避免悲剧发生？孩子遇到溺水有哪些急救措施？一起听听医生怎么说。

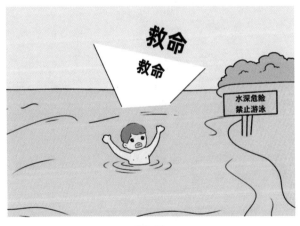

图 47

溺水所常见的两种状态：第一种是儿童处于比较呆滞的状态，如果你问他（她）问题，他（她）没有回答，这个时候就不能再等待，需要抓紧时间进行救援工作；第二种状态是，如果小朋友是在池里的位置，他（她）的头可能会下沉一下马上再上来，但是他（她）没有时间进行呼救，如果出现这种状态，旁边的人也要紧急去施救。

需要注意的是，儿童溺水事故发生的场所不仅仅是泳池、海边，甚至有可能是家中的浴缸、浴盆，而后者往往容易被家长忽视。5 岁以下的幼儿容易在家里的浴池里发生溺水。一些研究表明，只要水深超过 2 厘米，就有可能引起新生儿溺水。

当孩子溺水后，一般采用心肺复苏进行急救。心肺复苏按压的频率为 1 分钟 100~120 次，按压深度差不多是 4 厘米左右，常规按压 30 次给予 2 次通气。

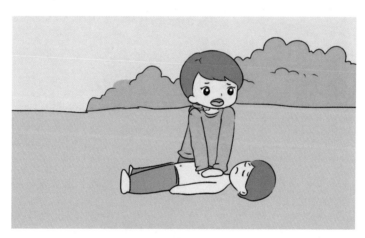

图 48

应对儿童溺水事故，既要掌握基本的急救知识，更要学会预防，而首要的行动就是家长时刻地、有效地看护。

（郑继翠　程晔）

No. 1656814

处方笺

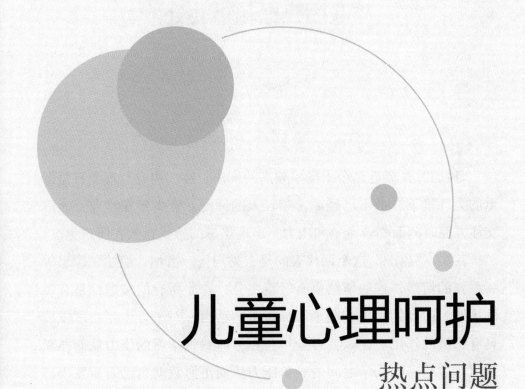

儿童心理呵护

热点问题

医师：_____

临床名医的心血之作……

与我的焦虑和平共处

"焦虑"在最近是个出场率颇高的词语，在"内卷"现象日益严重的大环境下，似乎已经成了年轻人的标配。青少年在学业、人际交往方面时刻面临着竞争和压力，出现焦虑的感受自然在所难免。

其实，"焦虑"这个词代表的是人类担忧、害怕、尴尬、惊恐等一系列的情绪，这些情绪也有轻重之分，并非所有的焦虑都是有害的情绪。适当的焦虑有助于增加做事的动力，对于青少年心理发展具有积极的作用。比如，青少年会在考前感到学习的压力从而抓紧复习，或感受到同学之间的竞争压力从而更愿意对自己有所要求。也有很多时候焦虑是由明确的压力诱发的，比如考试前一晚紧张、睡不着的情况。如果这种焦虑能在压力结束后很快结束，不持续引发明显的身体不适，我们也不用过于担心，不妨先接纳这份心情，试一试以下这些和焦虑"和平共处"的方法。

首先，在感到焦虑的时候，来自亲近的人的理解和支持是至关重要的。朋友之间相互的调侃、打气，可能就会让考试没睡好觉的学生心情大有好转。除了同龄人的理解，青少年的家长也同样可以给予孩子情感支持。当孩子表示自己紧张、担心的时候，千万不要急着对他们说"这有什么可紧张的？你想多了，放宽心"。因为一旦家长这样说了，孩子就很难再继续分享自己的心情，也就无从处理和消化这份焦虑了。家长们可以换种说法："如果我是你，这个时候我也会担心，我很理解你。"甚至家长也可以分享一些自己类似的经历，和孩子讨论一下现在有什么应对的办法，鼓励孩子尝试一下。当孩子处在这样一个充满接纳氛围的家庭中，与焦虑和平共处也就不是什么难事了。

其次，家长可以和青少年一起做一些缓解焦虑的活动。这样的活动有很多类型，既有运动、唱歌、画画这类能促进情绪发泄的活动，也有美食、温泉、按摩等自我照顾类的活动。养宠物、养花草这类治愈系爱好的抗焦虑效果也很显著，还可以通过冥想、瑜伽梳理思路，看视频、听音乐获取愉悦感。很多家长会担心孩子因为这些放松活动破坏学习安排，但您不要忘记"磨刀不误砍柴工"这句谚语。笔者自己作为一名心理科医生，在工作压力大的时候都需要通过看相声、做美食和养花来调整情绪，恢复工作状态。对于情绪调节能力还不够成熟的青少年，适度的放松活动对于孩子恢复学习状态更是必不可少的。

最后，我们可以记住焦虑的一个弱点：焦虑主要针对的对象是尚未发生的事件，只要我们已经成功地开始做这件事了，焦虑的影响力就会迅速减小。因此，我们可以给自己定一个克服焦虑的小目标，撑过最困难的开始阶段。我们可以回忆一下自己刚学会开车的时候，这时我们想到要开车上路就会紧张，害怕自己出丑。但我们通常会先试着完成一个小目标——先在人少的路上练车。一次练车成功后，对于下次开车的担心就明显减少了，再多累积几次成功上路的经验，对于开车的恐惧不经意间已经烟消云散了。在帮助青少年应对由学业、人际交往等原因产生的焦虑时，也可以用同样的原理，从一个小目标做起，努力尝试，减少焦虑的影响力。

当然，如果我们发现青少年的焦虑程度过高，时间过长，尝试用上述方法调整后焦虑的痛苦依然持续，且严重到影响正常学习和生活时，"和平共处"的方法就不适用了。这时还是需要到心理科进行专业的评估，根据医生的建议采取进一步的措施。心理辅导、生活调整和药物治疗等很多方法都能帮助我们控制过度严重的焦虑，恢复与焦虑和平共处的和谐状态。

（李梦瑶）

孩子挑食怎么办?

傍晚时分，朵朵坐在客厅沙发上看动画片《汪汪队立大功》。妈妈做好了晚饭，叫大家一起吃晚饭，朵朵却坚持要看"汪汪队"，怎么也不愿意离开沙发。无奈的妈妈只能把装满肉肉、蔬菜和米饭的餐盘端到朵朵面前。"不要肉肉，不要青菜，要吃白米饭。"小朵朵指了指，坚持要吃白米饭，然而吃了几口以后就再也不肯吃了。妈妈在一旁大声怒吼："朵朵，你再不吃饭，妈妈打你啦！"听完妈妈的话，朵朵开始大声哭闹，在地上打滚，本来其乐融融的晚上，变成了"一地鸡毛"。

这样的故事可能经常在一些家庭上演，令很多家长头痛不已，更有甚者可能会影响家庭和睦，导致家庭矛盾出现。门诊中，我们也经常会遇到一脸愁容的家长，表示孩子太挑食了，这也不吃，那也不吃，不知道该怎么办。

挑食是什么?

挑食是幼儿时期的常见行为。目前对挑食没有统一的定义，主要表现为吃得少、吃得慢、对食物不感兴趣、拒绝吃某些食物超过 1 个月、不愿尝试新的食物、强烈偏爱某些质地或某些种类的食物。其发生率很高，流行性病学调查提示 1/5 左右的 1~3 岁儿童强烈偏好某种食物，3 岁时的发病率最高。

哪些原因会导致挑食？

挑食的原因有很多，常见原因包括：①辅食的延迟引入：4~7 月龄是幼儿味觉敏感期，6~12 月龄是幼儿咀嚼发育关键期，此时如果家长选择的食品种类过于单一、制作方式单一、食物质地不适合儿童的需要、辅食添加时间的不恰当都可能导致挑食；②父母／养育者的喂养焦虑：挑食会导致一部分儿童的父母／养育者出现焦虑情绪，给予儿童一定的进食压力，这将可能进一步加重孩子的挑食行为；③父母／养育者的挑食：挑食有一定的家族性，挑食儿童亲属挑食的比例高于其他人群，挑食可能是儿童模仿父母、兄弟姐妹或养育者的结果；④味觉基因的变异：有研究发现基因在挑食中也起到一定的作用，如对苦味敏感的遗传变异可能导致儿童拒绝进食蔬菜；⑤不愉快的消化道、呼吸道经历：如呛咳史、咽喉部疾病（疱疹性咽峡炎、扁桃体炎等）、气管插管、鼻饲喂养等，在一定程度上也会影响儿童的进食。

挑食会导致什么"后果"？

挑食如果仅限于少数几种食物，不必过于担心，食物之间是可以互相补充的，不吃这个可以吃那个，只要孩子需要的营养元素摄入够了就可以了。在同一大类的食物中有几种愿意接受的，也是可以的。家长不用过于强调样样都吃，家长强调过多的话反而会让孩子更加恐惧和抗拒食物。相反家长放松心态，创造良好的进食氛围，会使得孩子更加乐于尝试新的食物。

挑食持续时间较长、进食种类较有限则可能会因某些营养元素长期摄入不足而影响儿童生长发育，出现微量元素缺乏或便秘等。

儿童挑食还可能会导致被老师批评，或因吃的和其他孩子不一样而引起社交上的孤立。因此，逐步改善进食行为、扩大孩子的食谱是有必要的。

孩子出现挑食该怎么办？

家长一定要放松心态，客观思考一下挑食对孩子造成的影响，做好打持久战的准备。用积极乐观智慧的态度去帮助孩子，而不能采取简单粗暴的方式。以下提出一些建议：

（1）父母 / 养育者需要对孩子的饮食有一个正确的认识和期望；

（2）让孩子反复接触不熟悉的食物，可能需要 10~15 次积极的体验，并分级进行；

（3）尝试使用非食物奖励来提供动力；

（4）进食时采取轻松积极的态度，避免消极情绪和给予进食压力；

（5）父母 / 养育者率先尝试不熟悉的食物，鼓励孩子模仿；

（6）限制孩子零食和饮料（如牛奶、果汁和软饮料）来促进食欲；

（7）鼓励所有的家庭成员在一起就餐，吃相同的食物。

父母和养育者的早期干预对提高孩子的饮食质量具有重要作用。但如果孩子的挑食问题已经对其身体健康、心理健康和社交产生不良影响的时候，建议带孩子到心理科、营养科就诊，进行饮食访谈、父母 / 养育者 - 儿童的心理评估、儿童的营养评估，尽早予以营养和心理干预，对其生长发育进行监测并长期随访。

（魏佳）

家庭亲子冲突导致儿童意外伤害增多

假期里，意外伤害的发生并没有因为孩子们在家而减少。有数据显示，除了高空坠落和车祸等意外伤害外，家庭亲子冲突导致的儿童意外伤害也有所增加，一些孩子因被打而出现颅内出血，还有一些孩子因家长危险使用刀具而受伤进入抢救室。这些由父母施加的意外伤害尤其让人心痛。当发生家庭矛盾时，家长和孩子都要学会控制自己的情绪，保持平等的沟通。家长们应多学习一些亲子沟通的技巧，控制好自己的情绪，避免伤害发生在我们最在乎、最亲近的人身上。

在救治这些因亲子冲突而受到伤害的患儿时，与这些家庭接触后，医生发现大部分误伤自己孩子的父母，痛苦后悔之情溢于言表，但伤害已经发生，这些伤害可能对孩子的身心造成很大的影响。和一个家庭沟通时，孩子爸爸指着那个受了伤却仍在顶嘴、强调理由的孩子说："现在我也能体会到他妈妈为什么受不了了。怎么教育也不听，就不承认错误，说出来的话能气死你！"

在现在这个时代，亲子间的相互关系发生了改变。现在的孩子和以前不同，由于信息的获取更加便捷容易，现在的孩子们较为早熟，语言表达能力和理解能力更强，有自己的想法，也非常在意父母与自己沟通时的态度。现在的父母也和以前不同，他们在孩子的身上倾注了更多的时间、精力和金钱。这也意味着他们对孩子的期待和要求与以前的父母不同，他们需要看到更多的行为和结果作为证据，来确保孩子拥有可期待的、有竞争力的未来。现今父母的期盼和压力远超过以前，但他们在孩提时代并没有体验过那些共情、体贴、有原则的管教模式，这对于他们来说是尚待解锁的"新技能"。

因此，对于家长而言，当决心要做一个投入更多的父母前，必须努力去学习一些新的养育观念和技巧。在亲子间的沟通问题上，与孩子交流时保持平等的态度非常重要。尤其在意见不一致的时候，倾听共情的姿态是沟通顺畅的开端。坚持原则性问题的底线不轻易改变，可以避免沟通陷入可能引发怒火的无解死循环。非原则性问题上适度开放沟通商讨空间，可以让孩子感受到并学会爱和尊重。

同时，作为一个成年人，面对孩子的无理取闹，也应该能够控制自己的情绪，给孩子作出良好的表率。大多数亲子间的伤害性事件也都是在激动愤怒的情绪之下发生的。"爱之深，责之切"是人之常情，但这种人之常情如果不能控制在安全的程度下，就会失去控制，导致令家长自己后悔不已的结局。在此，给予家长们以下建议：

（1）常常反省自己的情绪感受，有助于家长们在负面情绪唤起前就在大脑中响起警报；

（2）在平静时先制定出自己在愤怒中的行动策略，就类似于进行地震火灾演习一般，可以确保我们在危急时刻也能不出意外地按计划行动；

（3）适度示弱，寻找家庭中的同盟者，可以让我们在极度疲劳和压力状态下获得喘息的机会。

（朱大倩）

孩子抵触开学怎么办？家长掌握妙招不烦恼

妈妈："浩浩，马上就要开学了，你怎么看起来不太开心的样子？"

浩浩："我不想开学！"

妈妈："怎么啦？浩浩，发生什么事情了吗？"

浩浩："我……我不想说，反正我就是不想开学……"

每当距离开学的日子越来越近时，妈妈就会发现浩浩越来越闷闷不乐，一副不太开心的样子，她试着关心浩浩，就有了以上的一段对话。

除了不开心，浩浩还经常烦躁、发火，喊着自己晚上老是睡不着，想要和爸爸妈妈一起睡，时不时地还头疼、肚子不舒服……妈妈急得团团转，不知道浩浩这到底是怎么了。

之后浩浩的妈妈带着他去医院看了心理科，才知道原来浩浩出现了"开学焦虑"的症状。医生告诉浩浩的妈妈，浩浩的这些情况在中小学生中很常见，尤其是在长假结束、快要开学的时候。面对新学期的压力和挑战，又要告别轻松舒适的假期，很多孩子都会感到不适应，有些担心、害怕，甚至是排斥。医生说，开学焦虑大体可分为：生活焦虑、社交焦虑、作业焦虑三类，针对不同的开学焦虑有不同的应对方法。

1. 生活焦虑

很多孩子假期时比较放松，一想到要进入到紧张的学校生活，早睡早起，往往十分焦虑。面对这部分儿童，家长可以在开学前的7~10天，通过调整孩子的作息时间来缓解孩子的焦虑：在开学前夕，家长逐步按照学校作息时间要求孩子，每天早起半小时，每天早睡半小时，循序渐进，一步一步调整作息习惯，直至与学校作息相一致，这样等到开学时，孩子就适应了学校的作息节奏。

2. 社交焦虑

开学之所以让人焦虑，一部分原因是因为开始新的、陌生的学期，对此家长不妨鼓励孩子与学校里面一些关系比较要好的同学、朋友保持联系，开学前多多交流，让孩子多和开学后的人与环境提前接触，让开学变成与熟悉的朋友们"重逢"的机会。而如果孩子没有好朋友或者不知道如何交朋友，那么就需要来心理科寻求进一步的帮助或者社交训练。

3. 作业焦虑

有些孩子对于假期作业能拖就拖，甚至将假期作业拖延至开学前一天再开始做，胡乱应付，质量堪忧，开学前因害怕老师的批评与责备而感到焦虑。对此，父母至少提前一周提醒并监督孩子检查假期作业完成情况，不仅能避免孩子在开学前一天恶补作业和提高作业完成的质量，更能让孩子意识到假期将要结束，需要逐渐进入到开学前的准备中来。

医生教了两个特别的方法来帮助浩浩缓解开学焦虑：

（1）开学前营造一些仪式感，让孩子感受到开学的氛围。家长可以和小朋友们花点时间，把假期的照片和票券整理出来，如果条件允许，还可以把这些快乐时光的照片都打印出来，做一本假期回忆录，对假期生活做一个温柔的"告别"；还可以陪孩子一起购买新学期所需要的文具、学习用品、资料书、作业本等等，让孩子清洗自己的书包、笔袋；然后全家人聚在一起，准备一顿愉快的大餐，在餐前，为孩子送上新学期的寄语，畅想一下新学期的生活。

（2）和孩子一起算算距离下一个假期还有多久，让孩子充满期待和动力。事实上，一个学期总共上课约 100 天，按照每天上课 7 小时，一学期上课约 700 小时，按照一天 24 小时换算成天数约 29 天，也就是实际上总共在学校上课的时间不到一个月，中间还有各种节假日休息。听到这个消息，孩子是不是瞬间感觉轻松多了呢？家长还可以和孩子先计划和想象一下假期生活，让孩子更有期待和动力。

最后，医生告诉浩浩的家长，如果回去后尝试了上述所有的方法，孩子的焦虑依然不见好转，或者孩子的焦虑已经明显影响到开学后正常的学习和生活，那么请家长不要犹豫，立即带上孩子来心理科寻求更进一步的帮助。

（丁强）

No. 1656814

处方笺

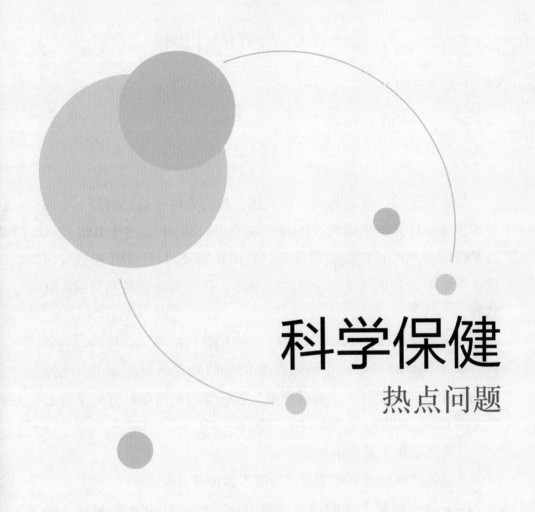

科学保健

热点问题

医师：＿＿＿＿＿＿＿＿＿＿

临床名医的心血之作……

今天孩子的营养够了吗？

您家孩子的体重达标吗？在这里，我们告诉爸爸妈妈们一个简单的方法：计算体重指数（Body Mass Index，BMI）。这个 BMI 指数已是国际通用的评价胖瘦的标准，它的计算公式是：BMI 指数 = 体重（千克）÷ 身高（米）÷ 身高（米）。一个人的 BMI 指数越大就越胖。

对于儿童来说，不同年龄段孩子的 BMI 标准是不一样的。一般认为如果 BMI 超过了同年龄同性别 85% 的儿童就是超重了，超过 95% 的儿童就是肥胖了，要减肥啦！爸爸妈妈们可以计算一下自己宝宝的 BMI，参考标准图来对比一下。

正常儿童每天需要哪些营养素？

儿童的健康成长有赖于合理地摄入各种营养素：

（1）糖：糖是人体的主要供能物质，约占总能量的 50%，婴儿时期这个比例相对高些，可达到 60%。每克糖可产生 16.8 千焦（4 千卡）的能量。除此之外，糖也是人体组织、细胞和细胞器不可缺少的组成成分，如体内的糖脂、糖蛋白和蛋白多糖等重要的分子均离不开糖的参与。

（2）脂肪：脂肪也是人体的重要供能物质，约占总能量的 25%~

30%，婴儿时期比例相对高些。每克脂肪可产生37.8千焦（9千卡）的能量。此外，脂肪在体内的功能还包括维持正常的新陈代谢、防止散热和机械保护等。植物油所含的不饱和脂肪酸和必需脂肪酸的量比动物油高，是人体不可缺少的物质。

（3）蛋白质：蛋白质也提供给人体一定的能量，约占总能量的10％~15％。每克蛋白质所产生的能量为16.8千焦（4千卡）。但蛋白质对人体更重要的意义在于它是构成人体细胞和组织的基本成分，是保证各种生理功能的物质基础。1岁以内的婴儿生长发育旺盛，所需要的蛋白质也较多，根据喂养的食品不同，所需蛋白质的量也不同。例如，母乳喂养儿的需要量为每千克体重2克蛋白质，牛乳喂养儿的需要量为每千克体重3.5克蛋白质，用豆制品等植物类蛋白喂养时，则每千克体重需要4克蛋白质，这种需要量的差异与人体对不同蛋白质的利用率高低有关系。

（4）维生素和矿物质：维生素和矿物质不产生能量，其主要功能是调节人体的新陈代谢，是人体不可缺少的营养素。人体对各种维生素和矿物质的需要量不多，但由于人体本身不合成或合成很少这一类物质，故必须从食物中获取。目前认识较多的维生素有维生素A、B、C、D、E、K等；矿物质有钙、磷、铁、铜、锌、镁、碘等。

（5）水：人体的所有新陈代谢和体温调节都离不开水，年龄越小，体内含水量越高，水占人体的重量在新生儿时期为78％，1岁时65％~70％，以后渐趋恒定，到成年期为55％~60％。年龄越小，水分的进出量也相对较大，小孩每天的水分需要量在1岁以内为每千克体重150毫升，以后每增加3岁减去每千克体重25毫升，到成年期为每千克体重50毫升。

（6）膳食纤维：膳食纤维存在于许多食物中，如蔬菜、粮食等，包括纤维素、半纤维素、木质素和果胶等，其对人体的重要性主要体现在消化道所扮演的角色，分别具有以下功能：吸收水分、促进排便；调节矿物质吸收；吸附胆酸、降低血清胆固醇；吸水后形成凝胶、降低食物中糖的密度、调节胰岛素分泌。

（内分泌遗传代谢科）

小儿出现厌食症怎么办?

敏敏一向活泼可爱,食欲良好,但突然间胃口不好,任凭爸爸妈妈怎么哄她,就是不肯吃饭,只见人一天天瘦下去。情急之下,妈妈抱着敏敏去医院看病,医生说敏敏得的是小儿厌食症。

小儿厌食症是指小儿(主要是 3~6 周岁)较长期以食欲减退或食欲缺乏为主的症状,并非独立的疾病。小儿厌食症又称"消化功能紊乱",在小儿时期很常见,主要的症状有呕吐、食欲不振、腹泻、便秘、腹胀、腹痛和便血等。这些症状不仅反映消化道的功能性或器质性疾病,且常出现在其他系统的疾病中,尤其多见于中枢神经系统疾病或精神障碍及多种感染性疾病。

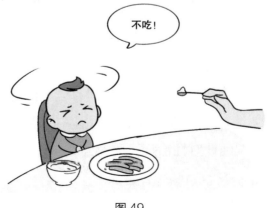

图49

小儿厌食症发病原因有多种，主要由急慢性传染病、消化道疾病、微量元素缺乏、喂养不当等引起，也有心理因素、气温因素以及药物因素。因此，小儿厌食症不能盲目服药。在一般情况下可以采取以下方法居家自行调整：

（1）改善饮食习惯：平时饮食应定时、定量，做到不挑食、不偏食、荤素搭配，注重饮食的花色品种，少吃零食和甜味饮料。

（2）增加运动量：坚持体育锻炼、保证充足的睡眠时间，能使孩子保持旺盛的精力，这样有助于孩子进食。

（3）食疗法：最简单的是山楂饭。方法：取山楂 50 克、大米 200 克，山楂洗净去核，与大米共置盆中，加适量清水，上笼屉隔水蒸成米饭，中午、晚上各一次。山楂具有治疗脾失健运、厌食、消化不良等功能。

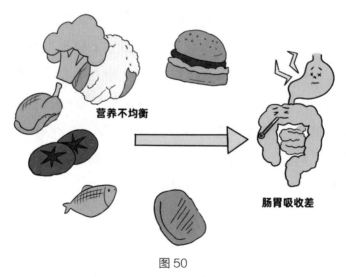

营养不均衡

肠胃吸收差

图 50

有的家长喜欢给孩子服用"开胃药"，但不能盲目服用，应在儿科医生的指导下进行。如果是由于疾病因素出现的厌食，应去医院查明原因，以便做到针对性治疗。

（国际部）

"家里的宝贝"怎么吃?

免疫抵抗力的提升离不开干净卫生的生活环境、丰富合理的饮食、充足的睡眠和适当的运动。家长们要有意识地培养孩子自主进食和家庭里分餐进食的良好习惯。

"我的餐盘,我做主",分餐后合理安排儿童饮食

家长可以参考《中国居民膳食指南(2016)》中,按照平衡膳食原则设计的中国居民平衡膳食餐盘,来给2岁以上的儿童安排每天的饮食。具体每个年龄段的小朋友该如何吃,又需要注意哪些方面,来看看儿科营养(医)师给爸爸妈妈们的建议。

6月龄内婴儿喂养建议

建议给予纯母乳喂养。缺少外出、不能获得室外阳光暴露的婴儿,需要注意及时、足量(每天400~800国际单位)补充维生素 D(母乳喂养儿不需补钙)。母亲不能获得足够维生素 A 和胡萝卜素时,建议给婴儿补充维生素 A,以确保其肠道和呼吸道的免疫能力。

由于特殊情况而需要暂时母婴分离的婴儿,需要改为人工喂养,请选择适合的婴儿配方奶粉喂养。

7 至 24 月龄婴幼儿喂养建议

孩子满 6 月龄即可添加辅食，建议从富含铁的泥糊状辅食开始。母乳或奶类充足时不需补钙，需要补充维生素 D。

2 周岁以前婴幼儿继续给予母乳喂养。母乳富含免疫调节物质，对提高儿童抵御病毒能力有很大帮助。6 月龄后母乳量不足或未能继续母乳喂养时，需按推荐量给予配方奶粉喂养。

2 至 6 岁儿童居家膳食建议

克服饮食习惯干扰，确保每日摄入适量的鱼肉蛋类食物。规律就餐，自主进食不挑食，鱼肉蛋类在膳食满足人体对营养素的需要中占有重要地位，是儿童摄入足量蛋白质和微量营养素的保障，有助于儿童免疫系统发育成熟和发挥作用。

确保儿童适量奶制品的摄入。奶类是儿童膳食的重要组成部分。建议优先选择营养强化的婴幼儿配方奶或强化维生素 A、D 等营养素的儿童牛奶。普通液体牛奶、全脂奶粉也可选择。

必要时使用营养补充剂。对于饮食不佳的儿童，建议选择单一或复合含有维生素 A、D、C、B1、B2、B6 以及铁、锌、硒、DHA 的营养素补充剂。

6 岁至不满 18 岁未成年人居家膳食建议

做到饮食规律、多样化，保证营养齐全，并且做到清淡饮食。早餐提供的能量应占全天总能量的 25%~30%，午餐占 30%~40%，晚餐占 30%~35%。

作息时间要规律。每天吃早餐，并保证早餐的营养充足。天天喝奶，要保证每天喝奶 300 毫升或食用相当量的奶制品，可选鲜奶、酸奶、奶粉或奶酪，以满足骨骼生长需求。

做到足量饮水，6~10岁儿童每天喝水800~1000毫升，11~17岁青少年每天喝水1100~1400毫升，少量多次、足量喝水。

合理选择卫生、营养丰富的食物做零食，两餐之间可以吃少量零食，不能用零食代替正餐。水果、奶类、大豆及其制品、坚果、全麦面包、麦片、煮红薯等都是很好的选择。不喝或少喝含糖饮料，更不能用饮料代替水。

不应节食，做到不偏食、不暴饮暴食，禁止饮酒。

【营养小贴士】

注重补充维生素D。由于冬天日照较少，无法通过阳光照射获得足量维生素D，应尽可能选择富含维生素D的食物，保持骨骼强壮。海水鱼、菌菇、蛋黄、动物性肝脏是非强化食品中天然维生素D的主要来源，维生素D强化食物主要包括部分谷物麦片、果汁、婴儿配方食品和奶类食品。必要时补充维生素D补充剂。

补充维生素A保护视力。选择富含维生素A的食物，维持正常视觉，防止视力减退。黄色水果如柑橘及黄、绿色蔬菜中均含有β胡萝卜素，动物脂肪如蛋黄、肝脏和鱼肝油中含有丰富的维生素A。

（龚晓妍　钱甜）

春末夏初，宝宝调理脾胃正当时

春末夏初是小儿生长最快的季节，生长越快，所需要的营养也越多，这对消化吸收功能差、脾胃虚的小儿来说是一种挑战，家长要多注意给小儿调理脾胃。

中医认为脾胃是消化系统的主要脏器，它的功能是运化水谷，即消化食物并吸收其中的养分供身体利用。此外，中医认为"四季脾旺不受邪"，即脾胃功能强的人抵抗力强，不易生病。脾胃虚的小儿特别容易患感冒，表现为面色萎黄，眼袋青暗，鼻梁有"青筋"，身体瘦小，食欲减退，睡眠不安，常有腹泻。

合理调整饮食

（1）家长要注意让孩子食有节制，防止过饱伤及脾胃。

（2）饮食应清淡，以富有蛋白质、维生素和微量元素的易消化食物为主，不要吃过于油腻的烧烤油煎食品。富含蛋白质的食物有鸡、鸭、鱼等，其中乌骨鸡及其蛋黄提取物营养价值很高，有助于智力及体格发育。

（3）烹调采用汤、粥、羹、糕等形式，以利于脾胃消化和吸收。

（4）要给小儿多吃些五谷杂粮，如小米有健脾和胃作用，适合脾胃虚热有反胃的小儿。小米粥上的一层黏稠的"米油"营养极为丰富，对恢复胃肠消化功能很有帮助。

（5）玉米有健脾利湿、开胃益智功能。多吃玉米可提高小儿胃肠功能，有助于智力开发；薏苡仁有健脾补肺、清热利湿作用，其蛋白质含量远比米、面高，而且容易消化；黄豆有健脾益气作用，如豆腐、豆浆等对脾胃虚弱的小儿颇有益处；赤豆有健脾补血作用，特别适合脾虚兼有贫血的小儿。

（6）家长给脾虚小儿吃杂粮可采取多种方法，如在大米中加小米或豆类；做面食时在面粉中加些玉米粉或黄豆粉；将玉米粉做成玉米糊、玉米饼等使小儿容易接受。

中医调理脾胃

（1）脾胃运化不良型：厌食伴有嗳气、恶心、腹胀，大便多有不消化物。常用苍术9克，陈皮4.5克，枳壳9克，鸡内金6克，谷芽9克，麦芽9克。煎服。

（2）脾胃虚弱型：以消瘦、进食少为主，伴有面色苍白、精神不佳、大便稀薄。常用茯苓12克，山药15克，炒白术9克，党参9克，神曲9克。煎服。

（3）胃阴不足型：纳呆，多饮，大便干结，手足心热，易烦躁，入睡不好。常用沙参9克，麦冬9克，石斛9克，太子参12克，火麻仁6克，谷芽9克。煎服。

推拿按摩

（1）按摩足三里穴具有调理脾胃的效果。足三里位于两小腿外侧，膝眼下三横指胫骨外，为全身性强壮穴。家长每日给小儿按摩足三里穴10~15分钟，可使小儿消化系统功能旺盛，消化吸收率增加，面黄肌瘦好转。

（2）对婴幼儿可采用捏脊法。家长站在小儿右侧，让他俯卧，用双手捏起脊柱两旁的皮肤，从尾骶部逐渐向上移动，直捏到颈部，反复10多回，每天2次。捏脊有健脾助消化和强壮作用，可以改善食欲，减少感冒，增强体质。捏背时注意保暖。

食疗健脾胃

（1）红枣小米粥：取红枣10个，小米30克，先将小米清洗后上锅用小火炒成略黄，然后加入水及红枣用大火烧开后小火熬成粥食用。适用于消化不良伴有厌食的脾虚小儿。

（2）莲子山药粥：取莲子30克，山药80克，粳米50克。将莲子去皮及芯，加山药、粳米及水煮粥食用。适用于消瘦、食欲不振的脾胃虚弱小儿。

（3）沙参麦冬扁豆粥：取沙参10克，麦冬10克，扁豆15克，粳米50克。先将沙参、麦冬加水煮20分钟取汁，将汁加粳米、扁豆煮成粥食用。适用于手足心热、便干、纳呆的脾阴虚小儿。

（时毓民）

宝宝打嗝是怎么回事?
教您几招止住打嗝的办法

婴幼儿常常因吃奶时吞咽过急而致打嗝,轻者打嗝几分钟即可自行消失,重者会导致婴幼儿脸色发青、呼吸困难,以至影响睡眠。婴儿为什么会打嗝呢?

这是因为小儿与成人一样,在胸腔和腹腔之间有一层很薄的肌肉,称为"膈肌",它把胸腔和腹腔分隔开来,起到分隔和保护胸、腹腔器官的作用。

与成人不同的是,婴儿是以腹式呼吸为主,膈肌还是婴儿呼吸肌的一部分。当膈肌收缩时,胸腔扩大,引起吸气动作;膈肌松弛时,胸腔容量减少,引起呼气动作。

当婴儿吃奶过快或吸入冷空气时,都会使植物神经受到刺激,从而使膈肌发生突然的收缩,导致迅速吸气并发出"嗝"的一声。当有规律地发出此种声音时,这就是所谓的婴儿打嗝了。

宝宝打嗝的常见原因

(1)护理不当。宝宝外感风寒,寒热之气逆而不顺,俗话说是"喝了冷风"而诱发打嗝。

（2）饮食不节。宝宝饮食不节制，或吃了生冷奶水，或过服寒凉药物，则气滞不行，脾胃功能减弱，气机升降失常，使胃气上逆动膈而诱发打嗝。

（3）过快或惊哭后吃奶。在这种不恰当的时机哺乳会造成宝宝哽噎而诱发打嗝。

缓解打嗝的方法

（1）家长尽量把宝宝直立抱在肩膀上，以手部的力量将宝宝轻扣着，再用手掌轻拍宝宝的上背，促使宝宝打嗝；或让宝宝朝着自己坐在大腿上，家长一只手托着宝宝的头，另一只手轻拍宝宝的上背部。

（2）家长双腿合拢坐好，将宝宝横放，让其侧趴在腿上，宝宝头部略朝下，以一只手扶住宝宝下半身，另一只手轻拍宝宝上背部即可。

拍打时需注意五根手指头并拢靠紧，手心弯曲成接水状，确保拍打时不漏气。同时注意拍打的力度，一般以引起宝宝背部震动、但不让宝宝感到疼痛为宜。

每次拍打嗝，可以伴随着宝宝喝奶过程分 2~3 次来拍，不必等宝宝全部喝完。此外，要经常变换位置，适度给宝宝腹部一些小压力，这才是拍打嗝的关键。

若平时宝宝没有其他疾病而突然打嗝，嗝声高亢有力而连续，一般是受寒凉所致，可给他喝点热水，同时胸腹部覆盖棉暖衣被。冬季还可在衣被外置一热水袋保温，有时即可不治而愈。

如果宝宝打嗝时间较长或发作频繁，也可在开水中泡少量橘皮，等到水温适宜时给他饮用。橘皮有疏畅气机、化胃浊、理脾气的作用。

若由于乳食停滞不化或不思乳食，打嗝时可闻到不消化的酸腐异味，可用消食导滞的方法，如胸腹部的轻柔按摩以引气下行或取山楂 10 克，用开水泡，温热后饮用。山楂味酸，消食健胃，增加消化酶的分泌，食消气顺，则嗝自止。

也可取柿饼 3 个，加水煮，用煮柿饼的水加点蜂蜜，温热后用勺喝，适用于 1 岁以上宝宝。

宝宝打嗝时，将他抱起，用一只手的食指尖在宝宝的嘴边或耳边轻轻地抓痒，因嘴边的神经较敏感，此时宝宝会哭，打嗝易消失。

将宝宝抱起，轻轻拍打足底使他啼哭，也可以终止膈肌的突然收缩。

如何预防宝宝打嗝？

（1）不要在宝宝过度饥饿或哭得很凶时喂奶，喂奶时要有正确的姿势体位，这也是避免宝宝打嗝的措施之一。

（2）吃母乳的新生儿，如母乳很充足，进食时，应避免使乳汁流得过快。

（3）人工喂养的小儿，进食时也要避免急、快、冰、烫，吸吮时要少吞慢咽。

（4）新生儿在打嗝时可用玩具引逗或放些轻柔的音乐，以转移其注意力，减少打嗝的频率。

（时毓民）

宝宝当心着凉拉肚子，系好"衣和食"两条安全带

气温忽高忽低时，小儿最怕着凉拉肚子。为预防着凉，穿多少衣服，最好早晨起床时决定，如天气没有发生突变，不要轻易给宝贝增减太多衣服。反之，若突然高温，应及时为宝宝脱减衣服，宜穿宽松、轻便、浅色的衣服，材质宜选择纯棉质地的自然纤维。但即使过热，宝宝也不应完全裸露，至少要像天津杨柳青年画上的宝宝一样，着一件肚兜为宜。

着衣安全带，家长们随身应带"三样宝"

一件替换用衣。宝宝若出汗过多，可以及时更换干爽的衣物

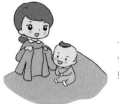

一件薄外套。当宝宝出入有空调的房间、公交等公共场所，以及遇到气温骤降时，妈妈们就可以从容应对！

一顶太阳帽。宝宝皮肤娇嫩，应避免紫外线过度照射

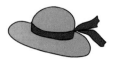

图51

（1）一件替换用衣。宝宝若出汗过多，可以及时更换干爽的衣物。

（2）一顶太阳帽。宝宝皮肤娇嫩，应避免紫外线过度照射。

（3）一件薄外套。当宝宝出入有空调的房间、公交等公共场所，以及遇到气温骤降时，妈妈们就可以从容应对！

天气一热，汗流浃背，最常见的就是宝宝手里攥着冒白烟的冰激凌，或是"咕咚咕咚"喝着冰镇饮料，抱着冰西瓜大快朵颐。天气炎热，嗜食冷饮仍略显失当。幼儿胃肠发育尚不健全，本就较弱，进食冷饮后，胃部毛细血管遇冷急剧收缩，胃液分泌减少，轻则导致消化功能紊乱，干扰营养成分的吸收，重则容易引起胃脘疼痛、腹痛，甚至腹泻。另外，冷饮不仅损伤肠胃功能，还会使口腔及咽喉处于冷刺激状态，使咽喉局部血管收缩、抵抗力降低而诱发上呼吸道感染。

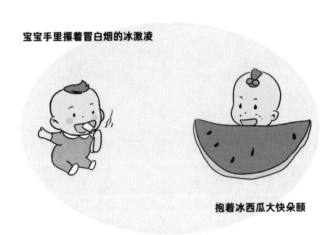

图 52

因此，建议以"凉"性食物代替冷饮。例如，食用"夏季五瓜"，西瓜、黄瓜、冬瓜、丝瓜、苦瓜，煮点山药莲子绿豆粥、银耳百合莲子羹等，发挥清热消暑、生津止渴、健脾养胃等功效。

（和婧伟）

No. 1656814

处方笺

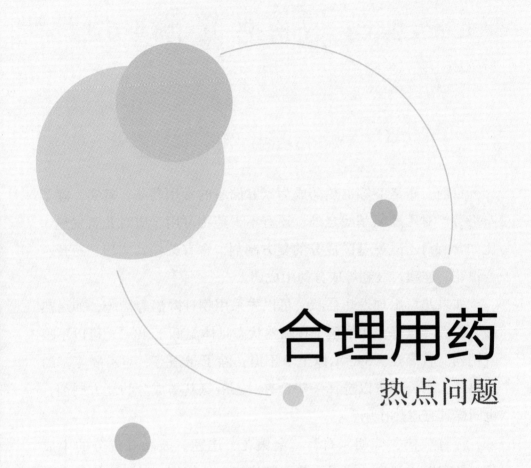

合理用药
热点问题

医师: _____

临床名医的心血之作……

儿童发热除了"布洛芬"还有哪些方法?

目前,布洛芬等退热药成为家庭储备的常用药品。其实,除了布洛芬、对乙酰氨基酚之外,还有不少药物可用于应对儿童发热,比如含有对乙酰氨基酚成分的复方制剂,含有柴桂、柴胡、石膏、金银花、连翘、豉翘等成分的中成药。

如果儿童出现发热症状,可以先采用物理降温等措施,如退热贴、冷敷降温等。如果孩子在睡熟状态且体温低于40℃,可以不唤醒用药。若高热(39.5℃以上)不退,除了布洛芬、对乙酰氨基酚退热药,家长还可以选择一些含有对乙酰氨基酚成分的复方制剂,也同样具有退热作用。

含有柴桂、柴胡、石膏、金银花、连翘、豉翘等成分的中成药,具有发汗解表、清里退热、清热解毒的作用,对于退热也有一定的效果。中成药与布洛芬等西药相比,起效未必迅速,但中成药性温,也是退热的优选。

孩子发热了先不盲目去医院,也不要恐慌。仅有发热,其他症状不严重,可选择先居家观察。家长可做一些恰当护理,改善孩子的舒适度,如温湿毛巾外敷儿童额头、温水浴、减少穿着的衣物、退热贴外敷、家居通风换气。如口服退热药后大量出汗,应及时更换衣服，使孩子舒适。如果发现孩子持续高热、嗜睡、精神反应差，或出现热性惊厥，应及时到医院就诊。

孩子发热期间胃口差、出汗、呼吸加快、代谢增快等会导致入量不足，因此应让患儿多饮水，饮食以清淡易消化为主。此外，可以观察患儿的精神状况、体温、饮水量、饮食情况、大小便次数及颜色等，这些信息有助于判断患儿的状态。

另外，居家护理期间，还需要注意家居环境，如空调环境造成空气干燥引发孩子喉部、鼻腔的不适，可配置加湿器或放一盆水维持湿度。房间每天通风两次，每次通风半小时以上，通风时尽量避免对流风。家庭成员呼吸道的分泌物或呕吐物等要及时清除，防止长时间暴露在空气中，造成室内空气混浊。

对于健康的孩子，平时注意适时增减衣物，少去人群聚集的地方；家庭中有呼吸道感染的成员，应避免接触孩子，避免交叉感染；要多吃新鲜的蔬菜和水果，勤洗手，保证充足的睡眠，提高自身免疫力。

对于不能接受口服用药或者抗拒服药的孩子，可选择使用直肠给药的退热栓剂，使用退热药时应当按照说明书上的间隔要求使用，通常24小时内不超过4次。不建议自行交替使用布洛芬和对乙酰氨基酚两种退热药，因为可能会由于方案复杂，导致剂量混淆、间隔时间混淆等，造成药物过量或中毒的风险。

孩子若低热且无明显不适症状，可以选择中药退热药，比如小儿柴桂退热颗粒、小儿豉翘清热颗粒等，适用于38.5℃及以下的发热。需要注意的是，儿童不可以使用阿司匹林及激素类药物作为退热药物。此外，有一些复方感冒药含有对乙酰氨基酚，如氨酚伪麻那敏口服液或者片剂、氨咖黄敏口服液或者颗粒，同时服用需要注意。不要过量服用对乙酰氨基酚，以免引起药物不良反应。如果刚服用了含有退热成分的感冒药，可以先观察体温，不要急着同时服用对乙酰氨基酚和布洛芬。特别需要强调的是，2岁以下的孩子不建议家长自行使用复方感冒药，一定要在医生或药师的指导下使用。

咳嗽明显的孩子，可选择一种西药或一种中药。西药止咳药物有福尔可定（干咳）、氨溴索（化痰）等，有喘息的孩子可以口服氨溴特罗等。中药止咳药物可以选择射干合剂、小儿金百合剂、金振口服液、桔贝合剂、小儿宣肺止咳颗粒、雪梨止咳糖浆等。无论发热还是咳嗽、咽痛，不要随意使用抗菌药物，须在医生指导下规范使用。

作为辅助手段，可以用温水擦拭孩子的脖子、腋窝、大腿根等血流丰富的地方进行物理降温。需要注意的是，不要用酒精降温，孩子的皮肤娇嫩，可能吸收酒精导致中毒。

如果孩子持续高热超过3天或出现呼吸急促、嗜睡或惊厥、鼻翼扇动、不吃饭、不喝奶甚至脱水等症状，还是需要去医院就诊。

（李智平　张明智　曾玫）

宝宝药物过敏知多少

小宝 1 周前咳黄痰，因在外地旅游，妈妈便给他吃了咳嗽药水和抗生素，谁料不久身上便出现了数片红斑。经医生诊断，他的这些表现是药物性皮疹。妈妈懊悔极了。日常生活中这样的例子并不少见，因此，在这里为大家普及一下药物过敏的相关知识。

什么是药物过敏？

药物过敏反应是宝宝对某种药物的成分产生了过敏反应，常表

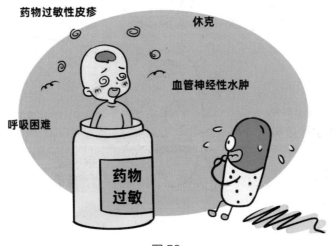

图 53

213

现为皮肤潮红、皮疹、荨麻疹、发痒，甚至心悸、呼吸困难、哮喘，严重者可出现过敏性休克甚至死亡。

哪些药物易引起过敏呢？

（1）抗生素类：青霉素类最常见。

（2）镇静药与抗癫痫药：如苯巴比妥、苯妥英钠等。

（3）异种血清制剂及疫苗类：如破伤风抗毒素等。

（4）部分中药也易引起过敏。

药物过敏的临床表现

宝宝发生药物过敏前常有潜伏期，一般在首次用药后 1~7 天内发生，重复用药常在 24 小时内发生。青霉素过敏，一般用药后可立即发病，无潜伏期。

药物过敏的症状及体征：

（1）药物过敏性皮疹形态多样，可有麻疹样红斑、猩红热样皮

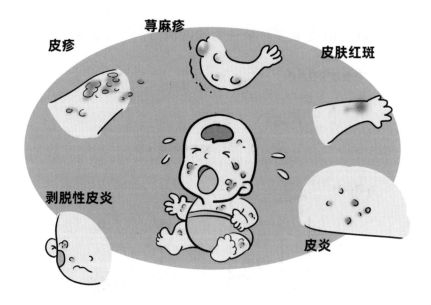

图54　常见皮肤型症状

疹、荨麻疹样、多形红斑样、紫癜样、剥脱性皮炎等。皮疹一般常伴随严重的瘙痒。大多数药物过敏皮疹为对称性和全身分布，色泽较红。轻者停药后皮疹逐渐消退，病情严重者有生命危险；

（2）喘息突然发作，呼吸困难；

（3）血管神经性水肿，主要表现在四肢末梢；

（4）血压骤降发生休克，多见于青霉素过敏。

口服药物过敏：主要表现为皮肤型，如皮疹、荨麻疹、皮炎、剥脱性皮炎、皮肤红斑等。

肌注或静脉用药：主要表现为过敏性休克，以青霉素过敏为多，故应用青霉素时要特别小心谨慎且必须皮试。

（临床药学部）

"一日三次" ≠ "一天三餐"！
儿童用药时间有讲究

在儿科处方调配时，家长们经常提的问题可能就是"这药什么时候吃？""饭前还是饭后？"其实，这些问题很重要。为了使药物发挥理想的疗效，除了对症用药并选择合适的剂型外，正确的给药时间亦很有讲究。

药究竟饭前还是饭后服，取决于药物作用机制、对胃肠道的刺激，以及食物对药物吸收的影响。有些药应饭后服，有些应饭前服，有些则是随餐服；另外，对某些特殊的药物，为使体内浓度恒定，发挥确切的疗效，降低毒副作用，则需按要求的间隔时间服用。

下面介绍一些儿童常用药物的服用时间和注意事项，供家长们参考：

"一日三次" ≠ "一天三餐"

"一日三次"的正确理解，应当是每隔8小时服药1次，这样间隔时间相同，可使体内血药浓度在一天24小时之内都保持相对平稳，既可减少过量服药带来的药物不良反应，也可取得较好的疗效，对服用抗菌药物，如头孢类尤其如此。但严格遵循服药时间间隔，也许会与日常作息时间产生冲突，夜间起床服药显然会比较困难。我们可以根据药物特点和实际生活情况，合理调整服药时间。

饭前或饭后，这是一个问题

注明"饭前"（或"空腹"）服用，多是因为食物会影响药物的作用或吸收。一般饭前指的是在饭前半小时至 1 小时。如：胃黏膜、肠黏膜保护剂，服此类药物后药物会分散并在消化道形成一层保护膜，与食物同时服或饭后服，药物会与食物混合而起不到应有的作用。如硫糖铝用于保护胃黏膜或蒙脱石用于腹泻，应该在饭前半小时服用。

注明"饭后"（或"餐时"）服用，多是因为此类药物对消化道有刺激，食物或可减轻不适，有时则因为食物中的脂类物质能促进药物吸收。如：鱼肝油（维生素 A、D）等脂溶性药物，因为脂溶性药物可溶解于食物中的脂肪内，饭后服用，更容易吸收，从而提高药物的生物利用率。

生理活动也有昼夜节律，注意用药时间

机体内各种生理活动呈现有规律的周期性变化，这种变化的节律称为"生物节律"。以日为周期的称为"昼夜节律"。

晨起顿服：需要进行大剂量冲击的激素类药物，如强的松等适宜晨服，因为人体皮质激素的分泌高峰出现在早晨 7~8 点，此时服用，可避免激素分泌的反射性抑制作用，降低不良反应风险。

睡前服用：是指在临睡前 30 分钟服用药物，适合睡前服用的药物包括抗过敏药物、多数平喘药等。睡前服用抗过敏药物，可以减轻副作用，利于药物吸收，发挥药效。多数哮喘用药以临睡前服用最佳，因为凌晨 0~2 点是哮喘患者对乙酰胆碱和组胺反应等最敏感的时间，也是哮喘易发时间。

（丁磊 郑锋）

No. 1656814

处方笺

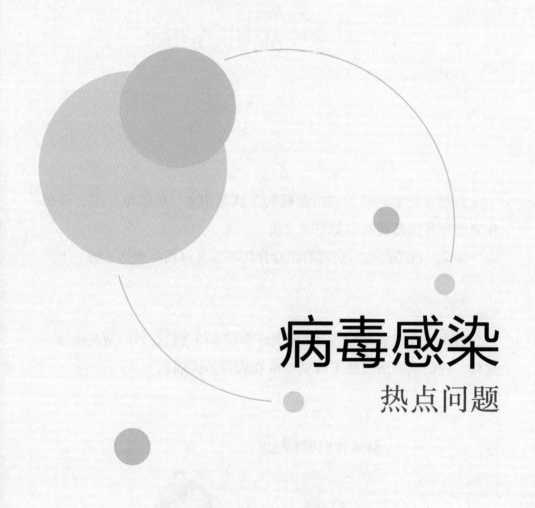

病毒感染
热点问题

医师：＿＿＿＿＿＿＿＿＿

临床名医的心血之作……

预防肺炎勿乱囤抗菌药物

有些宝爸宝妈认为"抗菌药物"就是用来"抗感染"的，便想在家囤一些抗菌药物以备不时之需。

那么，抗菌药物对病毒有治疗作用吗？儿科药师邀您了解一下。

病毒长什么样？

首先，我们来看看把病毒放大好多好多倍之后奇妙的微观世界。这样，我们就能清楚地了解到细菌和病毒的区别。

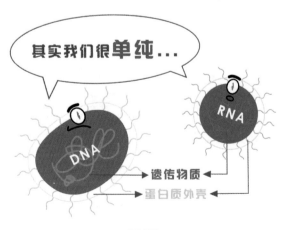

图 55

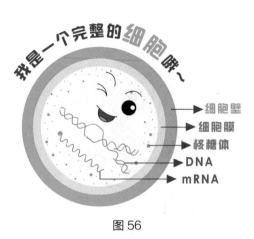

图56

病毒虽然长得各种各样，但它们"身体"的组成特别简单，只有两部分：作为外壳的蛋白质，以及里面包着的遗传物质——核酸（DNA或RNA）。

病毒没有细胞结构，只有依赖细胞才能生存。而细菌个头比病毒大很多，结构也复杂得多！

病毒、细菌，还有寄生虫、部分真菌、支原体、衣原体等都可能感染人体，导致疾病。能对付感染的药物都称为"抗感染药"。

那么，能抗感染就能杀灭病毒吗？

抗菌药物杀灭谁？

抗菌药物包括了抗细菌药物和抗真菌药物，可以杀灭和抑制细菌或真菌的生长。我们生活中常说的"抗生素"，通常指抗细菌药物，包括青霉素类、头孢菌素类、大环内酯类、磺胺类、氟喹诺酮类等，它们都有各自"制服"细菌的机理。

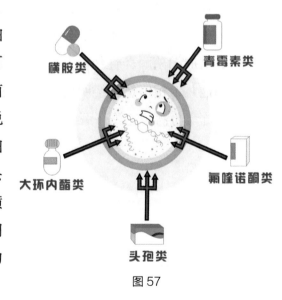

图57

但是，病毒不具备细胞结构，目前几乎所有的抗细菌药物，面对病毒都"无从下手"。因此，抗菌药物对新冠病毒感染没有治疗和预防作用。

221

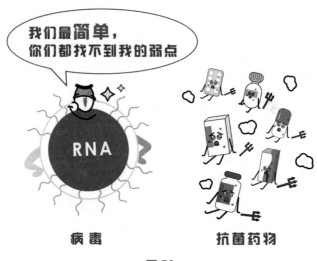

我们最简单，
你们都找不到我的弱点

RNA

病毒　　　　　抗菌药物

图58

请勿自行使用抗菌药

不恰当使用抗菌药物，非但没有好处，还可能带来不良后果。

（1）导致不良反应，例如过敏、肝肾功能损伤；

（2）破坏肠道菌群平衡，使有害细菌（如艰难梭菌）过度生长；

（3）增加细菌耐药性风险，甚至导致以后无药可用。

看到这儿，相信您已经明白了，防疫期间不用"囤"抗菌药物。

别忘了，抗菌药物一定要在医生或药师的专业指导下才能使用哦！

（倪雯婕　吴丹　李智平）

何时需要洗手？
当没有清水或不方便洗手时怎么办？

正确洗手是预防包括肺炎在内的呼吸道感染的最有效措施之一。中国疾病预防控制中心、世界卫生组织等权威机构均推荐用肥皂和清水（流水）充分洗手。那么在哪些情况下需要洗手呢？

（1）常见场景：一般在以下情况中需要洗手。

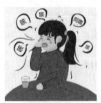
咳嗽打喷嚏后

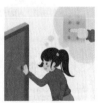
触碰公共物品后，例如：门把手、电梯按钮

准备食品前、中、后

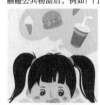
用餐前

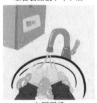
上厕所后

接触动物或处理粪便后

图59

（2）特殊场景：如果家里有孩子，在以下场景中，也应注意洗手和清洁卫生。

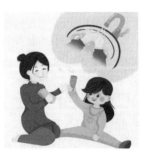 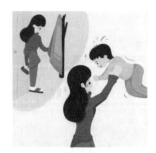

跟孩子玩耍前，要认真洗手　　家长外出回家后要更换衣物和鞋，洗手后才能抱孩子

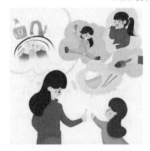

教育或帮助孩子饭前便后、游戏玩耍后、咳嗽打喷嚏后、接触过唾液和分泌物后，用洗手液或香皂流水洗手

图60

（3）当没有清水或不方便洗手时怎么办？

在手部没有明显可见的脏污时，也可以使用含酒精的消毒产品清洁双手（例如含75%乙醇的免洗洗手液、消毒凝胶或喷雾等）。病毒不耐酸不耐碱，并且对有机溶剂和消毒剂敏感。75%酒精可灭活病毒，所以达到一定浓度的含酒精消毒产品可以作为肥皂和流水洗手的替代品。对酒精过敏者建议使用异丙醇手消毒剂。

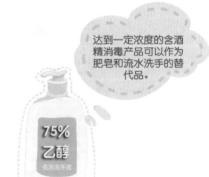

达到一定浓度的含酒精消毒产品可以作为肥皂和流水洗手的替代品。

图61

总之，洗手是预防病毒、肺炎的最为方便、有效的措施之一。家长应从自己做起，注意勤洗手和正确洗手，同时也应帮助和教导孩子养成良好的卫生习惯。在日常生活中，尽量避免用手接触口、眼、鼻等身体部位，减少感染风险。

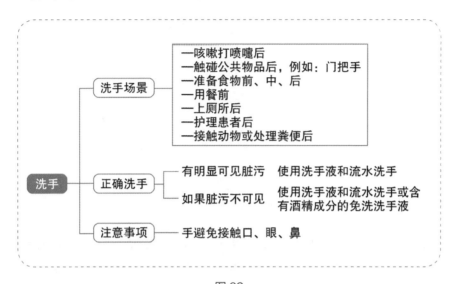

图 62

（吴丹　李智平）

孩子发热怎么办?

孩子发热多少度需要使用退热药?

2月龄以上儿童体温 ≥ 38.2℃伴明显不适时,可采用退热药。世界卫生组织推荐,2月龄以上儿童发热需要药物退热时推荐对乙酰氨基酚,6个月以上儿童推荐使用对乙酰氨基酚或布洛芬退热,2月龄以下儿童发热禁用任何退热药;不推荐对乙酰氨基酚与布洛芬交替使用;不推荐退热药与含有退热成分的复方感冒药合用。

孩子发热了,要不要立即去发热门诊?

不要盲目去医院,也不需要恐慌。仅有发热,其他症状不严重,均可选择先居家观察。当有高热,且伴有其他症状,如呼吸困难等严重呼吸道症状不能缓解,或者精神、神经有症状时,建议服用退热药并及时赴医院发热门诊就诊。

小朋友发高热会烧坏脑子吗?

目前没有证据表明发热本身会导致神经系统损伤。但是,发热会使中枢神经系统兴奋性增高,孩子可能会出现兴奋、烦躁,严重的话会出现抽搐。如果小朋友体温降下来后还精神不好、颈部强直、反复抽搐、神志不清，则需要排除一下中枢神经系统的感染。

如何做好发热儿童的家庭护理?

发现儿童发热时，家长应尽快给孩子测量体温。对发热儿童进行恰当的护理可缓解患儿的不适，如用温水浸湿毛巾外敷儿童额头、洗温水浴、减少穿着的衣物、使用退热贴、降低室内温度等等。6月龄以上儿童腋温 ≥ 38.2℃（或肛温 ≥ 38.5℃），伴明显不适时，可使用退热药（如布洛芬或对乙酰氨基酚），6月以下推荐用对乙酰氨基酚，2月龄以下不推荐使用退热药物。应按说明书建议的剂量服用退热药，服药后会大量出汗，应及时更换衣服，使孩子舒适。如果发现患儿持续高热、嗜睡、精神反应差，或出现热性惊厥，应及时到医院就诊。发热期间胃口差、出汗、呼吸加快、代谢增快等会导致摄入量不足，应让患儿多饮水，饮食以清淡易消化为主。家长应记录患儿的体温、饮水量、饮食情况、大小便次数及颜色等，这些信息能帮助判断患儿的状态；每天定时开窗通风，保持空气清新，通风时尽量避免对流风；保证患儿充足的休息以促进身体康复。

3月龄以下的宝宝，出现发热应及时就医。

儿童发热时需要应用抗菌药物吗?

大多数儿童急性发热是病毒感染所致，无特别有效抗病毒治疗方法，所以对症处理为主，无需使用抗菌药物。明确存在细菌感染的发热儿童，可以使用抗菌药物。3月龄以下的婴儿，体温 ≥ 38℃，或 3~6 月龄婴儿，体温 ≥ 39℃，是严重细菌感染的危险人群，应及时就医明确病因。

（曾玫　王立波　陆国平）

如何处理孩子咳嗽？

家长应该如何处理孩子咳嗽呢？

（1）通过回顾查找引起儿童咳嗽的原因，包括环境因素、饮食和气候变化等。

（2）考虑使用蜂蜜止咳，但不建议 1 岁以下儿童使用，以防蜂蜜内可能含有的有害细菌造成感染。1 岁以上的儿童可以口服 2~5 毫升蜂蜜止咳，但不能频繁使用。

（3）6 个月以下的婴幼儿可以多吃一些母乳，通过增加液体摄入稀释痰液，缓解咳嗽。

（4）可以使用加湿器湿化空气，适合的湿度范围在 55% 左右。

（5）如果儿童咳嗽时间超过 2 周，严重影响正常饮食和睡眠，或者伴有其他明显不适症状，家长就要带着孩子及时就医或通过互联网医院就诊。

孩子咳嗽一定要用镇咳药吗？

咳嗽是呼吸道的保护性生理反射，咳嗽时可以排出呼吸道的一些分泌物，一定程度上是"有益的"。当孩子咳嗽时，家长及医师需积极寻找咳嗽背后的病因，而不是盲目"镇咳"。镇咳药（如右美沙芬）仅作为一种对症治疗手段，并非针对咳嗽的根本治疗，且可能伴随不良反应。仅在咳嗽剧烈、影响孩子日常生活时，经医师评估后可酌情使用。

如何判断急性呼吸道感染的孩子患上的是普通感冒还是新冠肺炎或者流感？

无论是新冠肺炎、流感还是普通感冒，在发病初期，缺乏特异症状，都可以表现有咳嗽、流涕、咽痛、全身不适等症状。流感儿童大多伴有发热，部分新冠肺炎儿童也伴发热，流感儿童高热39℃以上更常见。如果孩子近1周内密切接触过疑似或确诊新冠肺炎或流感病例，居住社区有新冠肺炎或流感流行，要警惕孩子是否感染了新冠病毒或流感病毒。由于新冠肺炎和流感是法定报告传染病，目前医院都可以进行新冠病毒和流感病毒的快速检测，帮助确诊。在新冠肺炎和流感流行期，早期及时诊断还是有必要的，早诊断才能早治疗，减少疫情散播，让孩子得到合理治疗。

如果孩子症状很轻，为了减少不必要的就医，避免人员不必要的流动，减少继发传播和被感染的风险，儿童监护人可以先通过电话或互联网远程医疗的形式咨询临床医生，在医生指导下决定是否到医院就医。

如果因感染新冠肺炎需要就医，这里还要提醒一句：家长们带着孩子去医院途中，需要注意做好防护，戴好医用口罩；同时应尽量避免使用公共交通工具，选择私家车出行，以免造成可能的继发传播。

（曾玫　王立波　陆国平）